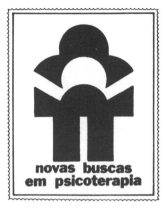

VOL.5

Dados Internacionais de Catalogação na Publicação (CIP)
(Câmara Brasileira do Livro, SP, Brasil)

Feldenkrais, Moshe, 1904-
    Consciência pelo movimento / Moshe Feldenkrais ; [tradução
Daisy A. C. Souza]. – São Paulo, Summus, 1977. (Novas Buscas em
Psicoterapia; v. 5)

    ISBN 978-85-323-0101-7

    1. Exercício 2. Habilidade motora 3. Movimento (Psicologia)
4. Percepção I. Título.

	CDD-613-71
	-152.3
77-1376	-153.7

Índices para catálogo sistemático:

1. Desenvolvimento perceptivo : Psicologia   153.7
2. Exercícios : Higiene   613.71
3. Habilidade motora : Psicologia   152.3
4. Movimento : Psicologia   152.3
5. Percepção : Psicologia   153.7

www.summus.com.br

EDITORA AFILIADA

Compre em lugar de fotocopiar.
Cada real que você dá por um livro recompensa seus autores
e os convida a produzir mais sobre o tema;
incentiva seus editores a encomendar, traduzir e publicar
outras obras sobre o assunto;
e paga aos livreiros por estocar e levar até você livros
para a sua informação e o seu entretenimento.
Cada real que você dá pela fotocópia não autorizada de um livro
financia o crime
e ajuda a matar a produção intelectual de seu país.

CONSCIÊNCIA PELO MOVIMENTO

EXERCÍCIOS FÁCEIS DE FAZER, PARA MELHORAR A POSTURA, VISÃO, IMAGINAÇÃO E PERCEPÇÃO DE SI MESMO

MOSHE FELDENKRAIS

summus editorial

Do original em língua inglesa
AWARENESS THROUGH MOVEMENT
Copyright © 1972 by Moshe Feldenkrais
Direitos desta tradução adquiridos por Summus Editorial

Tradução: **Daisy A.C. Souza**
Revisão científica de edição e
Direção da Coleção: **Paulo Eliezer Ferri de Barros**

Summus Editorial
Departamento editorial
Rua Itapicuru, 613 – 7º andar
05006000 – São Paulo – SP
Fone: (11) 3872-3322
http://www.summus.com.br
e-mail: summus@summus.com.br

Atendimento ao consumidor
Summus Editorial
Fone: (11) 3865-9890

Vendas por atacado
Fone: (11) 3873-8638
e-mail: vendas@summus.com.br

Impresso no Brasil

NOVAS BUSCAS EM PSICOTERAPIA

Esta coleção tem como intuito colocar ao alcance do público interessado as novas formas de psicoterapia que vêm se desenvolvendo mais recentemente em outros continentes.

Tais desenvolvimentos têm suas origens, por um lado, na grande fertilidade que caracteriza o trabalho no campo da psicoterapia nas últimas décadas, e, por outro, na ampliação das solicitações a que está sujeito o psicólogo, por parte dos clientes que o procuram.

É cada vez maior o número de pessoas interessadas em ampliar suas possibilidades de experiência, em desenvolver novos sentidos para suas vidas, em aumentar sua capacidade de contato consigo mesmas, com os outros e com os acontecimentos.

Estas novas solicitações, ao lado das frustrações impostas pelas limitações do trabalho clínico tradicional, inspiram a busca de novas formas de atuar junto ao cliente.

Embora seja dedicada às novas gerações de psicólogos e psiquiatras em formação, e represente enriquecimento e atualização para os profissionais filiados a outras orientações em psicoterapia, esta coleção vem suprir o interesse crescente do público em geral pelas contribuições que este ramo da Psicologia tem a oferecer à vida do homem atual.

ÍNDICE

Apresentação da Edição Brasileira 9

Parte 1: Entendendo enquanto se faz

Prefácio 19
A Auto-Imagem 27
Camadas do Desenvolvimento 43
Onde começar e Como 49
Estrutura e Função 61
A Direção do Progresso 71

Parte 2: Fazer para Compreender:
Doze Lições Práticas

Observações Gerais 81
Algumas Sugestões Práticas 87

Lição 1:
O Que É Uma Boa Postura? 91

Lição 2:
Que Ação É Boa? 113

Lição 3:
Algumas Propriedades Fundamentais do Movimento 121

Lição 4:
Diferenciação de Partes e Funções na Respiração 131

Lição 5:
Coordenação dos Músculos Flexores e Extensores 141

Lição 6:
Diferenciação dos Movimentos Pélvicos por Meio de Um Relógio Imaginário 149

Lição 7:
O Modo de Carregar a Cabeça Afeta o Estado da Musculatura 159

Lição 8:
Aperfeiçoando a Auto-Imagem 169

Lição 9:
Relações Espaciais como Um Meio de Coordenar a Ação 181

Lição 10:
O Movimento dos Olhos Organiza o Movimento do Corpo 189

Lição 11:
Torne-se Consciente das Partes de que Você Não Tem Consciência com a Ajuda daquelas Partes de que Você é Consciente 201

Lição 12:
Pensando e Respirando 209

Postscript 221

APRESENTAÇÃO DA EDIÇÃO BRASILEIRA

Dr. José Ângelo Gaiarsa

Eu tinha um nome para os exercícios de Feldenkrais ainda antes de conhecê-los: Ioga Ocidental. Eu também estava procurando esta coisa e foi um prazer encontrá-la pronta! O que eu havia encontrado até então, a própria ioga, cinesiologia, neurofisiologia, estudos de Expressão Corporal, de dança, de lutas, exercícios e massagens, do oriente e do ocidente, análises biomecânicas, tudo mostrava a imensa importância dos movimentos para a PERSONALIDADE humana — para a sua formação e desenvolvimento. Mas não havia — ao meu alcance — nada que satisfizesse de vez minhas exigências de técnico, de artista, de cientista e de terapeuta — sobretudo de psicoterapeuta — formado nos princípios das ciências exatas e das ciências biológicas ocidentais.

No ocidente o movimento humano sucumbiu ao poderoso tabu que pesa sobre o corpo humano, sobre a carne... Se o corpo não é bom, seu movimento não pode ser bom. E toda a psicologia ocidental evoluiu durante dois séculos quase sem falar nesta coisa simples: o personagem humano se move — e seu movimento é uma linguagem completa e complexa, a seu modo tão elaborada quanto a linguagem verbal, duas linguagens que não podem ser postas em confronto, muito menos em competição.

São dois alfabetos distintos, de muitos modos complementares, mas incomensuráveis, isto é, um não consegue comunicar o que o outro consegue e vice-versa. Dispor de apenas um deles é pobreza — e envolve mudez irremediável em numerosas áreas essenciais. Quem não sabe se mexer é verdadeiramente um mudo na linguagem mais linda do universo: a dança. Os deuses hindus dançam muito, dançam sempre e sua dança é o modelo concreto e ao mesmo tempo o símbolo deste momento enigmático e fascinante: o momento da criação contínua. Mas os hindus não conheciam a neurofisiologia que nós conhecemos e com ela é possível demonstrar que jamais nos é dado repetir duas vezes o mesmo gesto. É uma impossibilidade estatística. Portanto, todo e qualquer movimento que fazemos é uma criação — queiramos ou não.

O equipamento neuro-osteo-muscular que nos coloca e nos move no mundo, é o dispositivo eletro-mecânico mais complexo, o mais versátil e engenhoso do universo conhecido. (v.i.)

Quando se compara a elegante simplicidade intelectual de um cilindro-pistão-eixo de manivelas, com a forma da bacia óssea, a impressão imediata é a de que um pertence ao homem do século vinte depois de Cristo, e o outro pertence ao homem do século duzentos antes de Cristo. Para um engenheiro fanático e fortemente enviezado, a pélvis é um anacronismo monstruoso. Mas o problema é a função. Enquanto o pistão-cilindro faz seu movimento infinitamente perfeito — e monótono — de ir e vir pelos séculos dos séculos, a bacia serve de ancoragem e intermediário para todos os volteios, arremessos, marchas, danças, gestos, rituais, lutas e esportes de todos os homens — e de todos os animais — desde que esta peça desconforme surgiu pela primeira vez no universo.

Logo, o tosco não é tosco. É outra coisa, para a qual não temos nome. São reflexões desta ordem que ajudam a compreender alguns dos exercícios de Feldenkrais, sempre simples, mas não raro exóticos. É que

— quanto à forma — eles levam nossas possibilidades de movimento até seus limites.

Quanto ao modo, os exercícios de Feldenkrais são o que têm que ser: de regra lentos, feitos com cuidado, atenção e repetidos muitas e muitas vezes.

Assim é preciso porque nossa sensibilidade muscular — note-se: SENSIBILIDADE — é tão fina quanto nossos movimentos mais finos — como os do pianista. E o problema básico nestes exercícios não é o fazer mas o SENTIR e, mais do que isso, exclusivamente o sentir, pois quanto mais delicadamente alimentado o gigantesco computador que nos move, mais adequado, preciso e poderoso o movimento conseqüente AUTOMATICAMENTE. A ligação sensibilidade-precisão, em nossos circuitos neuro-motores, é dada desde o começo, e basta sentir com finura para executar com precisão. Não são dois tempos ou duas fases — são uma só. Se estou sentado de mau jeito, na primeira folga que minha tagarelice der à minha percepção, dou-me conta do incômodo da posição; no instante seguinte, sem nenhuma sensação de iniciativa ou esforço, corrijo a posição. Muito mais exato, mas pouco usual, seria dizer: ...e a posição SE corrige, corrige a si mesma — automaticamente — "sozinha, basta sentir".

Podemos saber quanto é esta nossa sensibilidade: de centigramos (nos músculos oculares) a dez gramas, que é o esforço realizado pelas Unidades Motoras dos grandes músculos da coxa, por exemplo. Mas a média está muito mais próxima de 3 a 5 do que de 5 a 10 gramas.

No entanto, se pusermos nossa musculatura em condições (experimentais) de desenvolver toda sua força, ela pode levantar de 5 a 10 TONELADAS de peso...

Esta capacidade de tensionar — sempre com um sentido e uma direção — se distribui por cerca de 300.000 vetores elementares de desempenho autônomo; este é o número aproximado de nossas Unidades Motoras.

Aí está o gigante e o artista que nos move — posto em números.

Feldenkrais nos ajuda a desenvolver o artista. O gigante o acompanha docilmente. Mas se a sensibilidade for tosca, então lutamos CONTRA o gigante o tempo todo, e nessa luta perdemos o melhor de nossas forças e de nossa capacidade de combinar forças.

A propriocepção e a sensibilidade profunda não existem primariamente para nos permitir *sentir* deformações, trações ou outros esforços. Existem primariamente para alimentar circuitos de retro-alimentação auto-reguladores, capazes de *manter* o equilíbrio, a posição necessária, o enrigecimento corporal bem distribuído, para que este ou aquele gesto ou movimento menor possam ser bem executados. Apesar disto, o cuidadoso deter-se sobre as sensações provenientes dos movimentos e posições, traz um gradual e interminável progresso em nossa capacidade de nos movermos com precisão, graça, economia e fluência.

Não é um luxo. Sem grande receio de erro pode-se dizer que 4/5 dos "reumatismos" (são vários) poderiam ser aliviados ou curados se nós aprendêssemos a nos mover deste modo; vale dizer que quase todos eles surgem após anos e anos de abusos mecânicos, com o corpo movendo-se continuamente sob a ação de sobrecargas mecânicas cujas únicas funções são mostrar força de vontade e produzir reumatismo. Mas antes de produzir reumatismo, esta má distribuição de esforços traz uma ineficiência global e um lamentável aspecto tosco e caricatural aos movimentos de quase todos. Conforme Feldenkrais demonstra, não se trata apenas de *movimentos* mal organizados, mas de má *organização da personalidade toda*, com margem enorme de desperdício, ineficiência, sofrimento e frustração (porque as pessoas não conseguem fazer o que desejam e a maioria, inclusive, desiste de conseguir).

Leia-se com vagar os argumentos que Feldenkrais alinha, mostrando a importância PSICOLÓGICA dos movimentos (pág. 49 e segs.).

Se, porém, quisermos completar a profunda reflexão genérica, própria do físico (Feldenkrais foi físico antes

12

de estudar biomecânica), com conexões mais familiares e significativas na área das ciências humanas, será bom combinar Feldenkrais com Reich e depois Reich com os existencialistas e fenomenólogos. Quase tudo o que estes dizem a respeito de nosso modo de "estar no mundo" pode ser expresso em termos de posição e movimento *físico*. Basta perceber e elaborar com cuidado esta noção: o que Reich denomina Couraça Muscular do Caráter (soma de todas as nossas deficiências motoras funcionais — aquelas mesmas que Feldenkrais permite corrigir) pode ser expresso também pelo termo ATITUDE. Assim, a conexão psicossomática ou psico-muscular se faz completa. Atitude é um termo insubstituível em psicologia, em sociologia e na filosofia existencial. Há uma componente muscular clara neste termo e neste conceito, pois toda atitude pode *ser vista* nas pessoas ainda antes que elas declarem sua posição... existencial. Posição, postura e atitude são termos e conceitos muito próximos. A eventual estranheza do leitor ante esta aproximação decorre do tabu contra o corpo ao qual já nos referimos. Há tratados de sociologia sobre "atitudes" que não dizem uma palavra sobre aquilo que autores mais cuidadosos se dignam descrever a aceitar sob o título de "concomitantes físicos das atitudes mentais..." Há muitas e excelentes razões para se crer que a expressão mais exata seria "concomitantes mentais e emocionais das atitudes e posturas físicas". Dois terços das linhas não acadêmicas de pesquisa psicológica contemporânea exploram esta direção: como alterar posições mentais à custa de manipulações corporais. E funcionam...

Mas como nada é perfeito neste mundo, os exercícios de Feldenkrais também mostram deficiências: eles são monótonos e é preciso uma dose incomum de boa vontade e de força de vontade para realizá-los tanto quanto necessário. Melhor fazê-los em grupo, com um instrutor bem versado não apenas nos exercícios, como também no conhecimento de nosso equipamento mecâ-

13

nico. Com alguém que vá chamando a atenção para mil pontos interessantes e mil pequenas variações de prova, os exercícios podem ser fascinantes — principalmente pelo fato de produzirem sempre resultados imediatos muito evidentes (que depois vão se diluindo). Mas em mãos inábeis é alta a probabilidade de se derivar rapidamente para a execução inconsciente, automática e aí adeus resultados.

Há apenas dois ou três anos que Feldenkrais começa a ser conhecido em nosso meio e ainda são poucos os que o conhecem. Não sei se já existe entre nós técnicos que verdadeiramente os dominem.

Sem o embasamento anatômico e mecânico, os exercícios podem ser usados como rituais e acabar contribuindo, eles também, para a criação de uma nova família de cãibras e reumatismos... Toda a nossa formação na chamada Educação Física — falo dos ocidentais todos — é digna de trogloditas. Melhor se a denominaria, Educação para a Deformação Física. Nossas regras nesta área são apenas duas: repita até não agüentar mais, e faça sempre o impossível a fim de vencer — que é o essencial. Não importa como.

O modo de fazer, o proveito pessoal, a graça e a leveza e o estilo são luxos não só desnecessários, como suspeitos. O atleta tem que ser uma fera, — um bruto.

Com este fundo cultural altamente deformado e deformante é de se recear sobre o destino de qualquer sistema de desenvolvimento pessoal baseado no trabalho com o corpo. Na certa, o maior trabalho e o mais difícil, neste campo, é a atenção e a luta incessante contra os preconceitos — eles também impressos na forma de executar os exercícios e na finalidade que se tem em mente ao executá-los. Pensar num campeonato de Feldenkrais seria um excelente cartoon para caracterizar tudo o que o homem ocidental já fez de estúpido, cego e maléfico contra o próprio corpo, movido pelos dois "anjos" da guarda que o acompanham sempre que ele se refere ao próprio corpo: o anjo mau da competição e o anjo mau da culpa — que o faz castigar o corpo

— mortificar-se — mesmo quando diz que o está cultivando.
Feldenkrais nos ensina a amar o corpo — na *maneira* de tratá-lo. E depois de aprender a tratar o corpo com atenção, delicadeza e cuidado, e de vê-lo responder fácil e claramente ao que se fez por ele, descobrimos — circularmente — que aprendemos a amar o que está "dentro" dele: nós mesmos.

Lições práticas de como amar o corpo, amor que se vê claramente na forma de movê-lo, maciez, delicadeza, precisão: Isto é Feldenkrais — o legado de um físico que se apaixonou pelos movimentos do corpo humano, o mais versátil bailarino do Universo.

Não sendo isso, então é uma simples ginástica, meio exótica, meio monótona, meio "sem sentido".

PARTE 1

Entendendo Enquanto Se Faz

PREFÁCIO

Nós agimos de acordo com a nossa auto-imagem. Esta, que, por sua vez, governa todos os nossos atos — é condicionada em graus diferentes por três fatores: hereditariedade, educação e auto-educação. A parte herdada é a mais imutável. A herança biológica do indivíduo, a capacidade e a forma do seu sistema nervoso, sua estrutura óssea, tecidos, glândulas, pele, sentidos — tudo isso é determinado pela sua hereditariedade física, muito antes que ele tenha qualquer identidade estabelecida. Sua auto-imagem desenvolve-se de suas ações e reações no curso normal da experiência.

A Educação determina a língua e estabelece um padrão de conceitos e reações comuns a uma sociedade específica. Estes conceitos e reações variarão de acordo com o ambiente no qual a pessoa nasceu; não existem características do gênero humano como uma espécie; existem somente as características de certos grupos ou invidíduos.

A Educação determina amplamente a direção de nossa auto-educação, que é o elemento mais ativo no nosso desenvolvimento, e socialmente de uso mais freqüente, que os elementos de origem biológica. Nossa auto-educação influencia o modo pelo qual a educação externa é adquirida, bem como a seleção do material a ser aprendido, e a rejeição daquilo que não podemos assimilar.

Educação e auto-educação ocorrem intermitentemente. Nas primeiras semanas da vida de uma criança, a educação é principalmente a absorção do meio-ambiente e a auto-educação é quase inexistente; consiste somente na recusa ou resistência a alguma coisa que é organicamente estranha e inaceitável às características herdadas da criança. A auto-educação progride à medida que o organismo infantil cresce e se torna mais estável. A criança desenvolve gradualmente características individuais; começa a escolher entre objetos e ações de acordo com sua própria natureza. Ela não aceita mais tudo o que a Educação tenta lhe impor. A Educação imposta e as propensões individuais estabelecem, juntas, a direção para todas as nossas ações e comportamento habituais.

Dos três fatores ativos no estabelecimento da nossa auto-imagem, somente a auto-educação está em alguma medida em nossas mãos. Nossa hereditariedade física nos vem sem ser solicitada, a educação é imposta e mesmo a auto-educação não é inteiramente volitiva nos primeiros anos; é decidida pela força relativa de nossa personalidade herdada, características individuais, pelo trabalho efetivo de nosso sistema nervoso e pela severidade e persistência das influências educacionais. A hereditariedade faz de cada um de nós um indivíduo único na estrutura física, aparência e ações. A Educação faz de cada um de nós, membro de alguma sociedade específica, e procura fazer-nos tão semelhantes a qualquer outro membro dessa sociedade quanto possível. A sociedade dita nosso modo de vestir e, desse modo, faz a nossa aparência semelhante à dos outros. Dando-nos uma Língua, faz com que nos expressemos do mesmo modo que os outros. Instila-nos um padrão de comportamento e valores, e providencia para que a nossa auto-educação opere também no sentido de fazer com que desejemos ser como todo mundo.

Como resultado, mesmo a auto-educação, que é a força ativa da individualidade e leva a diferença herdada para o campo da ação, tende em grande medida a colocar nosso comportamento em linha com os outros. O defeito essencial da educação como a conhecemos hoje, é que ela é baseada em práticas velhas e freqüentemente primitivas, cujo propósito de uniformização não é nem consciente, nem claro. Este defeito tem sua vantagem desde que, não tendo outros propósitos definidos além de moldar indivíduos bem ajustados socialmente, a educação nem sempre é inteiramente bem sucedida na supressão da auto-educação. Todavia, mesmo em países desenvolvidos, nos quais os métodos educacionais são constantemente melhorados, há crescente semelhança de opiniões, aparência e ambições. O desenvolvimento da comunicação de massa, e as aspirações políticas à uniformidade, também contribuem significativamente para a presente intensificação do obscurecimento das individualidades.

Conhecimentos e técnicas modernas no campo da Educação e da Psicologia já levaram o professor B. F. Skinner, o psicólogo de Harvard, a demonstrar métodos para a produção de indivíduos "satisfeitos, capazes, educados, felizes e criativos". Este é também, com efeito, o objetivo da Educação, mesmo que não seja expressamente estabelecido. Skinner tem toda a razão sobre a eficácia desses métodos e não há dúvida de que, em tempo, seremos capazes de desenvolver grupos de homens bem educados, organizados, satisfeitos e felizes; se usarmos, todos, o nosso conhecimento do campo da hereditariedade biológica, poderemos ser bem sucedidos na produção de novos e diferentes tipos de cada grupo de homens, para satisfazer a todas as necessidades da sociedade.

Esta utopia, que tem chance de acontecer em nosso tempo, é o resultado lógico da situação presente. Para realizá-la, precisamos somente produzir uniformidade biológica e empregar medidas educacionais adequadas para impedir a auto-educação.

Muitas pessoas sentem que a comunidade é mais importante do que os indivíduos que a compõem. Uma tendência para o aperfeiçoamento da comunidade é encontrada em quase todos os países avançados, estando as diferenças somente nos métodos escolhidos para alcançá-lo. Parece ser consenso geral que a coisa mais importante é melhorar o processo social do trabalho, da produção e da provisão de oportunidades iguais para todos. Toma-se cuidado em cada sociedade, para que a educação da geração mais jovem, resulte em qualidades tão uniformizantes para a comunidade quanto possível, o que lhe possibilitará funcionar sem grandes distúrbios. Pode ser que estas tendências da sociedade concordem com o sentido evolutivo da espécie humana; se assim é, todos deveriam certamente dirigir seus esforços para a conquista deste objetivo.

Se, entretanto, nós por um momento negligenciarmos o conceito de sociedade e voltarmos para o homem em si mesmo, veremos que a sociedade não é meramente a soma das pessoas que a constituem; do ponto de vista do indivíduo ela tem um significado diferente. Ela importa para o indivíduo, em primeiro lugar, como o campo no qual ele deve avançar no sentido de ser aceito como um membro de valor; seu valor é, a seus olhos, influenciado pela sua posição na sociedade. É importante também para ele, como um campo no qual pode exercitar suas qualidades individuais, desenvolver e dar expressão a inclinações pessoais particulares vitais para a sua personalidade. Traços instintivos derivam de sua hereditariedade biológica e sua expressão é essencial para o máximo funcionamento do organismo. Como a tendência à uniformidade em nossa sociedade cria inumeráveis conflitos com as características individuais, se realiza ajustamento ou pela supressão das necessidades vitais do indivíduo ou pela identificação do indivíduo com as necessidades da sociedade (de um modo que não lhe aparece imposto), a ponto de fazê-lo sentir-se corrompido quando não se comporta de acordo com os valores sociais.

A educação dada pela sociedade opera de imediato em duas direções: suprime toda tendência não conformista, com penalidades, negando o apoio e, simultaneamente, imbuindo o indivíduo de valores que o forçam a dominar e afastar desejos espontâneos. Estas condições levam a maior parte dos adultos hoje em dia a viver atrás de máscaras, a máscara da personalidade, que o indivíduo tenta apresentar aos outros e a si mesmo. Cada aspiração e desejo espontâneo são sujeitos a rígida crítica interna, por medo de que revelem a natureza fundamental do indivíduo. Tais aspirações e desejos trazem ansiedade e remorso, e o indivíduo procura suprimir o impulso de realizá-los. A única compensação que faz a vida consistente, apesar destes sacrifícios, é a satisfação derivada do reconhecimento do indivíduo pela sociedade, pois que realiza a sua definição de sucesso. A necessidade de apoio constante é tão grande, que a maior parte das pessoas passa a maior parte de suas vidas reforçando as máscaras. Sucessos repetidos são essenciais para encorajar o indivíduo a persistir no seu mascaramento.

Este sucesso deve ser visível, envolvendo uma constante ascensão na escala sócio-econômica. Se ele falha na escalada, não somente suas condições de vida se tornarão mais difíceis, mas seu valor diminuirá a seus próprios olhos, a ponto de comprometer-lhe a saúde física e mental. Raramente ele se concede férias, mesmo que possua os meios materiais para isso. As ações e impulsos necessários para manter a máscara livre de manchas e quebras, a fim de não se revelar atrás dela, não resulta de quaisquer necessidades vitais básicas. Como resultado, a satisfação derivada destas ações, mesmo quando elas são bem sucedidas, não é orgânica e revitalizadora, mas uma satisfação meramente superficial e externa.

Muito lentamente, com o passar dos anos, alguém chega a se convencer de que o reconhecimento de seu sucesso pela sociedade dever-lhe-ia proporcionar satisfação vital. Bastante freqüentemente o indivíduo torna-se tão ajustado à máscara, sua identificação com ela é tão completa, que ele não tem mais percepção de qualquer impulso ou satisfação vitais. Isto pode resultar no aparecimento de conflitos e perturbações nas relações familiares e sexuais, que podem ter sempre estado presentes, mas que estavam encobertos pelo sucesso social do indivíduo. E, na verdade, as sensações corporais e a gratificação de necessidades que derivam de fortes impulsos vitais, são quase sem importância para a existência da máscara e de seu valor social. A maior parte das pessoas vive suficientemente ativa e satisfatoriamente atrás das máscaras, a ponto de sufocar mais ou menos sem dor, qualquer vazio que sinta, quando quer que pare e ouça o próprio coração. Nem todo mundo é bem sucedido nas ocupações que a sociedade valoriza, em grau suficiente que os capacite a viver por trás da máscara. Muitos daqueles que falham na juventude em adquirir uma profissão ou negócio que lhes ofereceria prestígio suficiente para manter a máscara, alegam que são preguiçosos e não têm nem o caráter nem a persistência para aprender nada. Tentam uma coisa após outra, saltam de emprego em emprego, sentindo-se o tempo todo bastante aptos para o que quer que possa aparecer em seguida. Esta confiança em suas próprias habilidades dá-lhes suficiente satisfação vital para tornar cada tentativa a alguma coisa nova, digna de confiança. Estas pessoas podem ser não menos dotadas que as outras, talvez sejam até mais, mas adquiriram o hábito de desconsiderar suas necessidades vitais a ponto de não mais poderem encontrar nenhum interesse genuíno em qualquer atividade. Eles podem topar com alguma coisa em que possam perseverar mais tempo que o usual, e mesmo conseguir uma certa eficiência. Mas é o acaso que lhes fornece uma justificação para o valor que julgam ter, fornecendo-lhes uma ocupação e sustentação. Ao mesmo tempo, seu precário autoconceito levá-los-á a procurar sucesso em outras esferas, muito provavelmente na promiscuidade sexual. Esta promiscuidade que é paralela à sua constante mudança de empregos é ativada pelo mesmo mecanismo de crença em algum dom especial. Isto aumenta seu valor a seus próprios olhos e, de novo, lhes dá pelo menos uma satisfação vital parcial; suficiente em qualquer caso para dar ânimo a uma nova tentativa.

A auto-educação — que como vimos não é completamente independente — causa também outros conflitos estruturais e funcionais. Assim, muitas pessoas sofrem de alguma forma de distúrbio na digestão, evacuação, respiração, ou estrutura óssea. Melhoras periódicas em uma destas disfunções trará melhoras em outras e aumentará a vitalidade geral por um certo tempo, seguido em quase todos os casos por um período de baixa na saúde e no espírito.

É óbvio que dos três fatores que determinam o comportamento geral, somente a auto-educação é apreciavelmente sujeita à vontade. A questão é realmente em que extensão e mais particularmente em que caminho alguém pode se ajudar. Muitas pessoas escolherão consultar um especialista — a melhor resposta em casos sérios. Entretanto, a maior parte das pessoas não reconhece a necessidade nem tem qualquer desejo de proceder assim; em todo caso, é duvidável que o especialista seja muito útil. Auto-ajuda é, em última instância, o único caminho aberto para todos.

Este caminho é difícil e complicado, mas para todo aquele que sente a necessidade de melhorar e mudar, está dentro dos limites da possibilidade prática, desde que muitas coisas sejam claramente entendidas para a realização do processo, de aquisição de um novo repertório de respostas.

Deve ser plenamente entendido desde o começo que o processo de aprendizagem é irregular, consiste de passos, e que haverá altos e baixos. Isto se aplica mesmo a coisas tão simples quanto decorar um poema.

Uma pessoa pode aprender um poema um dia e, no dia seguinte não se lembrar de quase nada. Poucos dias depois e sem qualquer estudo posterior, ela pode, de repente, sabê-lo perfeitamente. Mesmo se ela tirar o poema completamente da cabeça por vários meses, uma breve recapitulação tra-lo-á de volta completamente. Não devemos nos desencorajar, portanto, se voltarmos às condições iniciais em algumas ocasiões; estas regressões tornar-se-ão mais raras e voltaremos aos estágios superiores mais facilmente, à medida que o processo de aprendizagem continua.

Posteriormente, poderíamos perceber que à medida em que as mudanças tomam lugar no self, dificuldades previamente irreconhecidas aparecerão. A consciência antes as rejeitava por medo ou por dor e, é somente quando a auto-confiança aumenta que se torna possível identificá-las.

A maior parte das pessoas faz tentativas esporádicas para melhorar e corrigir-se, embora freqüentemente sem qualquer consciência clara de que o fazem. A pessoa média está satisfeita com suas realizações e pensa que não necessita nada, exceto alguma ginástica para corrigir uns poucos defeitos conhecidos. Tudo o que se disse nesta introdução é de fato endereçado à pessoa média, isto é, à pessoa que pensa que nada tem a ver com ela.

Diferentes estágios de desenvolvimento podem ser encontrados para cada pessoa, quando elas tentam melhorar a si mesmas. E à medida que cada um progride, os meios para posterior correção terão que se tornar crescentemente apurados. Eu esbocei neste livro os primeiros passos nesta estrada, detalhadamente, para capacitar os leitores a seguirem futuramente sob seu próprio domínio.

A AUTO-IMAGEM

A dinâmica da ação pessoal

Cada um de nós fala, se move, pensa e sente de modos diferentes, de acordo com a imagem que tenha construído de si mesmo com o passar dos anos. Para mudar nosso modo de ação, devemos mudar a imagem própria que está dentro de nós. Naturalmente, o que está aqui envolvido, é a mudança na dinâmica de nossas reações e não a mera substituição de uma ação por outra. Tal mudança envolve não somente a transformação da nossa auto-imagem, mas uma mudança na natureza de nossas motivações e a mobilização de todas as partes do corpo a elas relacionadas. Estas mudanças produzem uma diferença considerável no modo como cada indivíduo executa ações semelhantes — escrever ou pronunciar, por exemplo.

Os quatro componentes da ação

Nossa auto-imagem consiste de quatro componentes que estão envolvidos em toda ação: movimento, sensação, sentimento e pensamento. A contribuição de cada um deles varia para qualquer ação particular, tanto quanto varia a pessoa que a executa, mas cada componente está presente, em alguma medida, em qualquer ação.

Para pensar, por exemplo, uma pessoa deve estar acordada e saber que está acordada e não sonhando; isto é, ela deve sentir e perceber sua posição física, relativamente à força de gravidade. Conclui-se que, movimento, sensação e sentimento estão envolvidos também no pensamento. Para sentir pesar ou felicidade, uma pessoa deve estar em uma posição definida e em alguma espécie de relação com outro ser ou objeto. Isto é, deve também mover-se, sentir e pensar. Para sentir — ver, ouvir ou tocar — uma pessoa deve estar interessada, atenta ou consciente de algum acontecimento que a envolve. Isto é, ela deve mover-se, sentir e pensar. Para mover-se, ela deve usar pelo menos um de seus sentidos, consciente ou inconscientemente, o que envolve sentimento e pensamento.

Quando um destes elementos da ação se torna tão pequeno até quase desaparecer, a própria existência fica comprometida. É difícil sobreviver mesmo por breves períodos sem absolutamente qualquer movimento. Não há vida quando um ser está desprovido de todos os sentidos. Sem sentimentos não há impulso para viver; é o sentimento de sufocação que nos força a respirar. Sem pelo menos um mínimo de pensamento reflexo, nem mesmo um besouro pode viver por muito tempo.

As mudanças fixam-se como hábitos

Na realidade, nossa auto-imagem nunca é estática. Ela muda de ação para ação, mas estas mudanças gradualmente tornam-se hábitos; isto é, as ações tomam caráter fixo, imutável.

De início, quando a imagem está sendo estabelecida, sua taxa de mudança é alta; novas formas de ação que, apenas um dia antes, estavam além da capacidade da criança, são rapidamente conseguidas. A criança começa a ver, por exemplo, umas poucas semanas após o nascimento; um dia, ela começará a ficar de pé, andar e falar. As experiências próprias da criança e sua herança biológica combinam-se lentamente para criar um modo individual de ficar de pé, andar, falar, sentir, ouvir e de executar todas as outras ações que dão substância à vida humana. Mas, enquanto à distância, a vida de uma pessoa parece ser muito semelhante à de outra, a uma inspeção mais próxima, ela é inteiramente diferente. Devemos então, usar palavras e conceitos de tal forma que se apliquem mais ou menos igualmente a todo mundo.

Como se forma a auto-imagem

Limitar-nos-emos a examinar em detalhe a parte motora da auto-imagem. Como o instinto, o sentimento e o pensamento estão ligados ao movimento, suas funções na criação da auto-imagem se revelam com a do movimento.

A estimulação de certas células na córtex motora do cérebro ativarão um músculo particular. Hoje se sabe que a correspondência entre as células da córtex e os músculos que elas ativam não é nem absoluta nem exclusiva. Todavia, podemos considerar que há suficiente justificação experimental para admitir que células ativam músculos específicos, pelo menos nos movimentos básicos, elementares.

Indivíduo e ação social

Na sociedade humana, c recém-nascido não pode fazer praticamente nada que um adulto faz, mas pode fazer quase tudo enquanto indivíduo. Ele respira, come, digere, evacua e seu corpo pode organizar todos os processos biológicos e fisiológicos, exceto o ato sexual — que pode ser considerado um processo social no adulto, pois que tem lugar entre duas pessoas. No começo, a atividade sexual permanece confinada à esfera individual. Aceita-se hoje amplamente que a sexualidade adulta se desenvolve de um auto-erotismo inicial. Esta abordagem torna possível explicar as inadequações neste campo, como uma falha no desenvolvimento de uma sexualidade individual para uma sexualidade social plena.

Contato com o mundo externo

O contato da criança com o mundo externo estabelece-se principalmente através dos lábios e da boca; através deles, ela reconhece a mãe. Ela usará as mãos para tatear e auxiliar o trabalho da boca e dos lábios e saberá pela mão o que já sabe com a boca. Daí, ela gradualmente progredirá na descoberta de outras partes do corpo e a relação de umas com as outras e, através delas, terá sua primeira noção de distância e volume. A descoberta do tempo começa com a coordenação de processos de respirar e engolir, ambos em conexão com os movimentos dos lábios, boca, queixo, narinas e área adjacente.

A auto-imagem na córtex motora

Se coloríssemos, sobre a superfície da área da córtex motora do cérebro de uma criança de 1 mês de idade, as células que ativam os músculos sob coordenação voluntária crescente, obteríamos uma forma semelhante a seu corpo mas, se representássemos apenas as áreas de ação voluntária, não a configuração anatômica das partes do corpo. Veríamos que os lábios e a boca ocupam a maior parte da área colorida. Os músculos antigravitacionais — aqueles que estiram as juntas e, assim, põem o corpo de pé — não estão ainda sujeitos a controle voluntário; os músculos das mãos, estão também somente começando a responder ocasionalmente à vontade. Obteríamos a imagem funcional, na qual se indicaria o corpo humano por quatro traços fracos para os membros, unidos por outra linha curta e fina para o tronco, com lábios e boca ocupando a maior parte do quadro.

30

Cada nova função muda a imagem

Se coloríssemos as células que ativam músculos sujeitos ao controle voluntário da criança que já houvesse aprendido a andar e a escrever, obteríamos imagem funcional um tanto diferente. Os lábios e a boca ocupariam novamente a maior parte do espaço, porque a função da fala, que envolve a língua, boca e lábios seria adicionada ao quadro anterior. Entretanto, outro trecho se tornaria distinto, cobrindo a área de células que ativam os polegares. A área das células que ativam o polegar direito será consideravelmente maior que a do esquerdo. O polegar toma parte em quase todo movimento feito pela mão, particularmente na escrita. A área que representa o polegar, será maior que a dos outros dedos.

A imagem muscular na córtex motora é única para cada indivíduo

Se continuássemos a desenhar tais limites freqüentemente através dos anos, o resultado não somente seria diferente a cada vez, mas variaria distintamente de um indivíduo para outro. Em uma pessoa que não houvesse aprendido a escrever, as manchas de cor representando os polegares permaneceriam pequenas, porque as células correspondentes permaneceriam sem uso. A área do terceiro dedo seria maior em uma pessoa que tivesse aprendido a tocar um instrumento musical. Pessoas que sabem muitas línguas ou que cantam, teriam áreas maiores cobrindo as células que ativam os músculos para o controle da respiração, língua, boca e assim por diante.

Somente a imagem muscular é baseada na observação

Através de muita experimentação, os fisiólogos descobriram que pelo menos nos movimentos básicos, as células a eles relacionadas, ligadas à córtex motora do cérebro formam uma figura semelhante ao corpo, referida por eles como o homúnculo. Há portanto uma base válida para o conceito de "auto-imagem", pelo menos enquanto concernente a movimentos básicos. Nós não temos evidência experimental semelhante em relação à sensação*, sentimento ou pensamento.

Nossa auto-imagem é menor que nossa capacidade potencial

Nossa auto-imagem é essencialmente menor do que poderia ser, porque é construída somente do grupo de células verdadeiramente usadas. Além disso, os vários padrões e combinações de células são talvez mais importantes que seu número. Uma pessoa que tenha aprendido muitas línguas, fará uso de mais células e mais combinações de células. A maior parte das crianças de comunidades minoritárias do mundo, sabe pelo menos duas línguas, sua auto-imagem é um pouco mais próxima do potencial máximo que o daquelas pessoas que conhecem somente a sua língua natal.

O mesmo se dá na maior parte das outras áreas de atividade. Nossa auto-imagem é geralmente mais limitada e menor que o nosso potencial. Há indivíduos que conhecem de 30 a 70 línguas. Isto mostra que a auto-imagem média ocupa somente cerca de 5% de seu potencial. Observação sistemática e tratamento de alguns milhares de indivíduos de muitas nações e culturas, convenceram-me de que esta figura** é a fração que nós usamos de todo o nosso potencial.

A realização de objetivos tem um aspecto negativo

O aspecto negativo de aprender para conseguir objetivos, é que tendemos a parar quando conseguimos

---

* N. da T. — As sensações elementares também estão representadas na córtex cerebral.

** N. da T. — O autor se refere à figura do homúnculo na córtex cerebral.

suficiente habilidade para atingir nosso objetivo imediato. Assim, por exemplo, nós melhoramos nossa fala até que consigamos ser entendidos. Mas qualquer pessoa que deseje falar com a clareza de um ator, descobre que deve estudar por muitos anos para conseguir alguma coisa próxima de seu potencial máximo nesta direção. Um intrincado processo de limitação da habilidade, acostuma a pessoa com os 5% de seu potencial, sem que ela compreenda que seu desenvolvimento se atrofiou. A complexidade da situação aparece em virtude da interdependência inerente entre o crescimento e o desenvolvimento do indivíduo, da cultura e da economia da sociedade na qual ele cresce.

A educação está amplamente ligada a circunstâncias prevalentes

Ninguém sabe o propósito da vida, e a educação que cada geração passa para a seguinte não é mais que uma continuação de hábitos de pensamento da geração prevalente. A vida tem sido um trabalho árduo desde o começo da espécie humana; a natureza não é gentil com criaturas sem percepção; nós não podemos ignorar as grandes dificuldades sociais criadas pela existência de muitos milhões de pessoas que viveram no mundo, nos poucos séculos passados. Sob circunstâncias tão difíceis, a educação melhorou somente no sentido do que é possível e necessário fazer, para que a geração nova se torne capaz de substituir a velha, sob condições mais ou menos semelhantes.

As necessidades da sociedade são satisfeitas por um desenvolvimento mínimo do indivíduo

A tendência biológica de qualquer organismo para crescer e desenvolver-se plenamente, tem sido grandemente governada pelas revoluções sociais e econômicas, que melhoraram as condições de vida para a maioria e capacitaram um maior número a conseguir

33

um mínimo de desenvolvimento. Sob tais condições, o desenvolvimento potencial básico cessa no início da adolescência, na medida em que a demanda da sociedade capacita os membros da jovem geração a serem aceitos como indivíduos úteis. Os treinamentos posteriores a esse período, estão de todo confinados à aquisição de conhecimentos práticos e profissionais em algum campo, e o desenvolvimento de base é continuado apenas por acaso e em casos excepcionais. Somente pessoas não comuns continuarão a melhorar sua autoimagem até se aproximarem da habilidade potencial inerente a cada indivíduo.

O círculo vicioso do desenvolvimento incompleto e satisfação com realizações

À luz das afirmações que fizemos, torna-se claro que a maior parte das pessoas não consegue o uso de mais que uma pequena fração de sua habilidade potencial; a minoria que a ultrapassa não o faz porque possua um potencial maior, mas porque aprende a usar uma proporção maior deste, que pode não ser maior que a média — levando-se em conta, naturalmente, que as pessoas não têm habilidades naturais idênticas.

Como pode este círculo vicioso impedir o desenvolvimento dos poderes dos homens e lhes dar razoável autosatisfação? Esta é uma situação curiosa.

Os processos fisiológicos que impedem o desenvolvimento

Nos primeiros anos da vida, o homem é semelhante a qualquer outro ser vivente, mobilizando todos os seus poderes e usando cada função suficientemente desenvolvida. As células do seu corpo procuram, como todas as células vivas, crescer e realizar suas funções específicas. Isto se aplica igualmente às células do sistema nervoso; cada uma vive sua própria vida como célula que participa das funções orgânicas para as quais existe. Entretanto, muitas células permanecem inativas, como parte do todo do organismo. Pode ser por causa de dois processos diferentes. Em um, o organismo pode ser ocupado com ações que requeiram a inibição de certas células e a necessária mobilização de outras. Se o corpo está ocupado mais ou menos continuamente com tais ações, então um certo número de células estará em estado quase constante de inibição. Por outro lado, algumas funções potenciais não conseguem maturidade. O organismo pode não ser solicitado a usá-las ou porque elas não são valorizadas como tal, ou porque o seu impulso o leva para outra direção. Ambos os processos são comuns. Deste modo, na verdade, condições sociais permitem ao organismo funcionar como membro útil da sociedade sem desenvolver plenamente suas capacidades.

As pessoas se julgam de acordo com o seu valor para a sociedade

A tendência geral para o aperfeiçoamento social em nossos dias, leva diretamente a uma negligência em relação ao material humano de que a sociedade é constituída. O defeito não está no objetivo em si mesmo — que é construtivo no principal, mas no fato do indivíduo, errônea ou acertadamente, tender a identificar sua auto-imagem com seu valor para a sociedade. Mesmo se ele se emancipou de seus educadores e protetores, ele não trabalha para ser diferente do padrão que lhe foi impresso de saída. Neste sentido, a sociedade vem a se constituir de pessoas crescentemente semelhantes em seus jeitos, comportamentos e objetivos. A despeito do fato de que as diferenças hereditárias entre as pessoas são óbvias, são poucos os indivíduos que vêm a si mesmos sem referência ao valor que a sociedade lhes atribui. Como um homem no lugar errado, o indivíduo tenta esconder suas peculiaridades biológicas, alienando-se de suas necessidades inerentes. Ele se esforça por adaptar-se ao lugar errado que, agora, deseja realmente ocupar, pois se ele falhar nisto, seu valor ficará tão diminuído a seus próprios olhos que o desencorajará de qualquer iniciativa futura. Estas considerações são importantes para estimar a influência catastrófica da atitude do indivíduo em relação a si mesmo, uma vez que ele procure novamente favorecer seu próprio desenvolvimento, isto é, permitir que suas qualidades específicas se desenvolvam e consigam plenitude.

Julgar uma criança por suas realizações rouba-lhe a espontaneidade

Durante os primeiros anos, uma criança é valorizada, não por suas realizações, mas simplesmente por si mesma. Nas famílias onde isto se dá, a criança desenvolver-se-á de acordo com suas habilidades individuais. Nas famílias onde as crianças são julgadas primariamente por suas realizações, toda a espontaneidade desaparecerá nos primeiros anos. Estas crianças tornar-se-ão adultos sem experimentar a adolescência. Tais adultos podem de tempos em tempos sentir saudades inconscientes da adolescência que perderam, um desejo para procurar aquelas capacidades instintivas dentro deles, cujo desenvolvimento foi impedido.

O auto-aperfeiçoamento está ligado ao reconhecimento do valor de si

É importante entender que se o homem deseja melhorar sua auto-imagem, ele deve primeiro aprender a valorizar-se como indivíduo, mesmo se seus defeitos como membro da sociedade lhe parecem exceder suas qualidades.
 Podemos aprender com pessoas aleijadas de nascença ou infância, como um indivíduo pode se ver em face de um defeito óbvio. Aqueles que são bem sucedidos em olhar para si mesmos com suficiente humanidade, para conseguir um sólido auto-respeito, podem

alcançar alturas que a saúde normal não conseguirá nunca. Mas aqueles que se consideram inferiores por causa de sua deficiência física e a superam por pura força de vontade, tendem a se transformar em adultos difíceis e amargurados que se vingarão de homens normais que não são culpados por circunstâncias que não podem mudar*.

A ação torna-se a principal arma para promover o auto-aperfeiçoamento

O reconhecimento do próprio valor é importante no início do auto-aperfeiçoamento, mas para que qualquer melhora real seja conseguida, a consideração de si terá que ser relegada a segundo plano. A menos que se consiga um estágio no qual a consideração de si cesse de ser a principal força motivadora, qualquer melhora conseguida não será nunca suficiente para satisfazer o indivíduo. De fato, quando um homem cresce e se aperfeiçoa, sua existência centra-se mais e mais *naquilo que faz e como faz,* enquanto que a importância de si próprio decresce.

A dificuldade de mudar um padrão anterior de ação

Uma pessoa tende a considerar sua auto-imagem como alguma coisa dada pela natureza, embora ela seja, de fato, o resultado de sua própria experiência. Sua aparência, voz, modo de pensar, ambiente, relações com o tempo e o espaço — para escolher exemplos ao acaso — são todos tomados por realidades nascidas com ela, enquanto que cada elemento importante no relacionamento do indivíduo com outras pessoas, e com a sociedade em geral, é o resultado de um extenso treino. Andar, ler e reconhecer três dimensões numa fotografia são habilidades que o indivíduo acumula com

---

* N. da T. — Convém recordar que Feldenkrais trabalhou muito com pessoas que apresentavam defeitos físicos. Seus exercícios são também de reabilitação.

o passar de vários anos. Cada uma delas depende de oportunidade e do lugar e época de seu nascimento.

A aquisição de um segundo idioma não é tão fácil quanto adquirir o primeiro e a pronúncia será marcada pela influência desta; a estrutura da fase do primeiro impor-se-á ao segundo. Cada padrão de ação que se torna amplamente assimilado interferirá com os padrões das ações subseqüentes.

Aparecem dificuldades, por exemplo, quando uma pessoa aprende a se sentar de acordo com o costume de um país que não o seu. Como os padrões anteriores de sentar não são resultados apenas da hereditariedade, mas derivam de oportunidade e circunstância de nascimento, as dificuldades envolvidas estão menos na natureza do novo hábito, que em mudar padrões anteriores de hábitos corporais, sentimentos e pensamentos. Isto é verdade para quase qualquer mudança de hábito, qualquer que seja sua origem. Naturalmente, o que se quer dizer aqui, não é a simples substituição de uma atividade por outra, mas a mudança no modo como um ato é realizado, uma mudança em toda a sua dinâmica, de tal forma que o novo método será em todos os aspectos tão bom quanto o velho.

Não existe consciência de muitas partes do corpo

Uma pessoa que se deite de costas e tente sentir seu corpo inteiro sistematicamente — isto é, voltando a atenção para cada membro e parte do corpo — encontra certas partes que respondem facilmente, enquanto outras permanecem mudas ou bobas, e fora do alcance de sua consciência.

É assim fácil sentir os dedos ou os lábios, mas muito mais difícil sentir a parte posterior da cabeça, na nuca, entre as orelhas. Naturalmente o grau de dificuldade é individual, dependendo da forma da auto-imagem. Geralmente é difícil encontrar uma pessoa cujo corpo inteiro seja acessível à consciência. As partes do corpo facilmente definidas pela consciência são aquelas que servem a pessoa diariamente, enquanto que as partes bobas ou mudas exercem apenas um papel indireto na vida, e são quase esquecidas pela auto-imagem quando o corpo está em ação. A pessoa que não canta de jeito nenhum, não pode sentir esta função em sua auto-imagem, exceto por um esforço de extrapolação intelectual. Ela não está consciente de qualquer conexão vital entre a sua cavidade bucal e as orelhas ou respiração, como um cantor. Uma pessoa que não salta obstáculos, não estará consciente daquelas partes do corpo envolvidas nesta atividade, partes estas claramente definidas em um homem que é capaz disso.

Uma auto-imagem completa é um estado ideal e raro

Uma auto-imagem completa envolveria plena consciência de todas as articulações da estrutura do esqueleto, bem como da superfície inteira do corpo — costas, lados, entrepernas e assim por diante; esta é uma condição ideal e conseqüentemente rara. Podemos todos demonstrar a nós mesmos que tudo o que fazemos está de acordo com os limites da nossa auto-imagem, e que esta não é mais do que um diminuto setor da imagem ideal. Observa-se facilmente também, que o relacionamento entre diferentes partes da auto-imagem, muda de atividade para atividade, e de posição para posição. Em condições comuns, isto não é visto muito facilmente, devido à sua grande familiaridade, mas é suficiente imaginar o corpo colocado, para um movimento inusitado e, logo se percebe que as pernas, por exemplo, parecem mudar de comprimento, espessura e outros aspectos, a cada movimento.

Estimativas de tamanho variam nos diferentes membros

Se tentarmos, por exemplo, indicar a extensão da boca, com olhos fechados, com o polegar e o indicador e depois com ambas as mãos, usando o indicador de cada uma, obteremos duas medidas diferentes. Não somente não corresponderão à medida real da boca, mas ambas podem, muitas vezes, ser grandes ou pequenas demais. Novamente, se tentarmos, com os olhos fechados, estimar a espessura de nosso peito, indicando-a pela distância entre as duas mãos, horizontal e verticalmente, obteremos valores diferentes, que podem não estar, nenhum dos dois perto da verdade. Feche os olhos e estire os braços em frente a você, na medida dos ombros separados, e então imagine o ponto no qual o raio de luz que viajar do dedo indicador da mão direita até o olho esquerdo, cruzará com o raio de luz que parte do dedo indicador da mão esquerda para o olho direito. Agora, tente marcar este ponto de cruzamento, usando o polegar e o dedo indicador da mão direita; quando você abre os olhos e olha, não é comum que o lugar escolhido pareça correto.

Há poucas pessoas cuja auto-imagem é suficientemente completa para que elas sejam capazes de identificar o ponto corretamente. E mais, se o experimento é repetido, usando o polegar e o dedo indicador da mão esquerda, uma posição diferente será escolhida para o mesmo ponto.

A aproximação média está longe do melhor que pode ser conseguido

É fácil mostrar através de movimentos não familiares que a nossa auto-imagem está geralmente longe do grau de perfeição e precisão que nós lhe atribuímos. Nossa imagem é formada por ações familiares, nas quais a aproximação à realidade é aperfeiçoada. Assim, a nossa imagem é mais exata na região em frente aos olhos que atrás deles ou sobre nossas cabeças, e em posições familiares, tais como sentar ou ficar de pé.

Se a diferença entre valores ou posições imaginados — estimados com olhos fechados e depois com olhos abertos — não é mais que 20 ou 30%, a exatidão pode ser considerada média, embora não satisfatória.

Os indivíduos agem de acordo com a sua imagem subjetiva

A diferença entre imagem e realidade pode ser de 300% ou mais. Pessoas que normalmente seguram o peito como se o ar tivesse sido expelido dos pulmões exageradamente, com o peito mais chato do que deveria e chato demais para servi-los eficientemente, estão prontos a indicar a profundidade do peito como muitas vezes maior do que é, quando a percebem de olhos fechados. Isto é, o excessivo achatamento do peito lhes parece correto, pois que cada inflação do peito para expandir os pulmões, lhes aparece como um esforço demonstravelmente exagerado. Uma expansão normal do peito é sentida por eles como uma explosão.

O modo como uma pessoa segura os ombros, cabeça e estômago; sua voz e expressão; sua estabilidade e modo de se apresentar — estão baseados em sua autoimagem. Mas esta imagem pode ser cortada ou despedaçada para se adaptar à máscara pela qual ela gostaria de ser julgada por seus semelhantes. Somente a pessoa pode saber qual parte de sua aparência externa é fictícia e qual é genuína. Entretanto, nem todo mundo é capaz de identificar-se e, assim, uma pessoa pode ser grandemente ajudada pela experiência de outras.

A correção sistemática da imagem é mais útil que a correção de ações particulares

Do que foi dito sobre a auto-imagem, conclui-se que a correção sistemática da imagem seria uma abordagem mais rápida e mais eficiente do que a correção de ações particulares e erros no modo de se comportar, cuja incidência aumenta quando lidamos com os erros menores. O estabelecimento de uma imagem inicial mais ou menos completa, embora aproximada, tornará

41

possível melhorar a dinâmica geral, em vez de lidar com ações individuais, isoladas. Este aperfeiçoamento pode ser comparado à execução de um instrumento que não esteja suficientemente afinado. Melhorar a dinâmica geral da imagem, torna-se o equivalente de afinar o piano, porque é muito mais fácil tocar corretamente um instrumento que está afinado.

CAMADAS DO DESENVOLVIMENTO

O primeiro estágio: o caminho natural

Em toda atividade humana, é possível isolar três estágios sucessivos de desenvolvimento. As crianças andam, brigam, dançam e então descansam. O homem pré-histórico também falava, andava, corria, brigava, dançava e descansava. Primeiramente estas coisas são dadas "naturalmente", isto é, do mesmo modo que os animais fazem tudo quanto é necessário para as suas vidas. Mas embora estas coisas venham a nós naturalmente, elas não são simples. Mesmo a mais simples atividade humana não representa menos mistério que o retorno do pombo à casa, através de grandes distâncias, ou a construção de uma colméia pela abelha.

As atividades naturais são uma herança comum

Todas estas atividades naturais funcionam de modo semelhante em cada pessoa, tanto quanto são similares entre os pombos e as abelhas.

Há tribos em todas as partes do mundo ou mesmo famílias isoladas em ilhas, que aprenderam a falar naturalmente, tanto quanto correr, saltar, brigar, usar roupas, nadar, dançar, costurar, tecer fio, curtir couro cru, fazer cestos e assim por diante. Mas enquanto em alguns lugares, as atividades naturais desenvolveram-se e se perderam, em outros, elas não mudaram desde os tempos iniciais.

O segundo estágio é individual

Nos momentos e lugares onde há um desenvolvimento adicional, nós sempre encontramos um estágio especial, individual. Isto é, certas pessoas encontram seu próprio modo pessoal, especial, de executar as atividades naturais. Uma pessoa pode ter encontrado seu próprio modo especial de se expressar; outra, um modo especial de correr, um modo diferente de tecer ou fazer cestos, ou algum outro modo individual de fazer alguma coisa que era diferente do modo natural. Quando este método pessoal mostra vantagens, tende a ser adotado por outros indivíduos. Deste modo, os Australianos adquiriram a arte de lançar boomerangs, os suiços aprenderam o canto alpino, os japoneses a usar judô, os habitantes das Ilhas do Sul a nadar crawl. Este é o segundo estágio.

Terceiro estágio: método e profissão

Quando um certo processo pode ser realizado de vários modos, poderá aparecer alguém que verá a importância do processo em si mesmo, independentemente do jeito que é realizado por qualquer indivíduo. Ele encontrará alguma coisa em comum nas realizações individuais e definirá o processo como tal. Neste estágio, o terceiro, o processo está sendo realizado de acordo com um método específico, como resultado do conhecimento e não mais naturalmente.

Se estudarmos a história dos vários ramos de atividade do mundo civilizado, poderemos encontrar estes três estágios, quase sem exceção. Nos primórdios da humanidade, as pessoas produziram maravilhosos desenhos naturalmente. Leonardo da Vinci empregou princípios elementares de perspectiva, mas foi somente no século XIX que eles foram amplamente definidos (por Monge); até então, foram ensinados em todas as escolas de arte.

Os métodos aprendidos desalojam as práticas naturais

Podemos observar que práticas naturais deram lugar gradualmente aos métodos adquiridos, aos métodos "profissionais" e que a sociedade geralmente recusa permitir ao indivíduo o direito de empregar o método natural, forçando-o, em vez disso, a aprender o jeito aceito, antes que lhe permita trabalhar.

O nascimento de uma criança, por exemplo, era um processo natural e as mulheres sabiam como ajudar as outras na hora da necessidade. Mas quando a obstetrícia se tornou um método aceito e a parteira teve um diploma, a mulher comum não foi mais capaz de ajudar outra durante o parto.

Hoje podemos ver o processo de desenvolvimento de sistemas conscientemente construídos no lugar de métodos individuais, intuitivos e, também, como as ações que eram praticadas naturalmente, estão se tornando profissões reservadas a especialistas. Há apenas cem anos atrás podia-se lidar com o doente mental de modo natural. A administração de uma casa está se tornando uma profissão, e a mobília, o negócio dos decoradores de interior. A mesma coisa aconteceu em muitas outras áreas de atividade, incluindo a matemática, o canto, a arte dramática, a guerra, o planejamento, o pensamento e campos semelhantes; eles começaram como ações naturais e continuaram através de aperfeiçoamentos individuais a se tornarem sistemas e profissões.

Quanto mais simples uma ação, mais demorado é o seu desenvolvimento

Observações e estudos indicam que, quanto mais simples uma ação em seu estágio natural, mais demorado será o terceiro estágio sistemático. Métodos aceitos foram desenvolvidos para tecer tapetes, para a Geometria, a Filosofia e a Matemática, milhares de anos atrás. Andar, ficar de pé e outras atividades básicas estão somente agora atingindo o estágio sistemático.

No curso de sua vida, cada pessoa passa por três estágios em algumas de suas atividades; em muitas outras, passa somente por um estágio ou pelos dois primeiros. Cada pessoa nasce num tempo definido e cresce em uma sociedade, onde encontra diferentes atividades, em vários graus de desenvolvimento: algumas no primeiro, outras no segundo e outras no terceiro.

É difícil determinar os estágios

Cada pessoa adapta-se a seu tempo. Em certas ações, o modo natural será o limite de suas realizações, bem como o das realizações da sociedade; em outras ações, esperar-se-á que ele realize o segundo e, em outras, o terceiro. Este ajustamento tem dificuldades óbvias por causa da indeterminação do processo. Em muitos casos, é difícil dizer se poderíamos confiar no método natural ou se é melhor começar do início e estudar os estágios metódicos.

Assim, muitas pessoas incapazes de dançar ou cantar, explicam isto dizendo que nunca aprenderam como fazer estas coisas. Mas há muitas que cantam e dançam naturalmente, e sabem que cantores e dançarinos treinados não sabem mais do que elas, a menos que sejam naturalmente mais dotadas. Há muitas pessoas que não sabem tocar tambor, dar saltos, tocar flauta, resolver quebra-cabeças ou fazer muitas outras coisas, que nunca aprenderam de algum modo natural na infância; hoje, elas não ousam nem mesmo tentar aprender estas artes por si mesmas, porque existem métodos reconhecidos para tal.

O poder do sistema é tão grande a seus olhos, que mesmo o pouco destas coisas que aprenderam na infância é gradualmente expurgado de sua auto-imagem, porque estão ocupadas principalmente com atividades que aprenderam sistemática e conscientemente. Enquanto tais pessoas são muito úteis à sociedade, a falta de espontaneidade torna difíceis as suas vidas, em áreas fora de seu campo profissional aprendido. Assim, voltamos à necessidade de examinar e melhorar nossa auto-imagem, de modo que possamos viver de acordo com a nossa constituição e talentos naturais, e não de acordo com a auto-imagem que foi estabelecida por acaso, mais ou menos sem nosso conhecimento.

Problemas possíveis com o terceiro estágio

O estágio sistemático de ação não é de todo vantajoso. Sua principal desvantagem é que muitas pessoas nem mesmo tentam fazer coisas especializadas e, como resultado, nunca tentam ações dos dois estágios anteriores, o que está dentro da capacidade de todos. Entretanto, o estágio sistemático é de grande importância. Capacita-nos a encontrar modos de comportamento e ação que estão de acordo com as nossas necessidades pessoais e interiores, jeitos que a gente poderia não descobrir naturalmente, porque as circunstâncias e influências externas levaram-nos para outras direções, nas quais o progresso contínuo é impossível. Estudos sistemáticos e consciência poderiam prover o homem com os meios de explorar todos os campos de ação e, assim, encontrar um lugar para si, onde fosse possível agir e respirar livremente.

ONDE COMEÇAR E COMO

Métodos de correção humana

O problema da correção humana — por outros ou por esforços próprios — tem preocupado os homens através da História. Muitos sistemas foram inventados com este propósito. As várias religiões tentaram descrever modos de comportamento com o objetivo de aperfeiçoamento do homem. Diferentes sistemas de análise são realizados para ajudar o homem a livrar-se de compulsões profundamente estabelecidas em seu comportamento. Sistemas esotéricos — isto é, internos — praticados no Tibet, na Índia e Japão e usados em todos os períodos da História humana influenciaram também o Judaísmo. Os cabalistas, Hassidim e os menos conhecidos praticantes de "Mussar" (moralistas), foram mais influenciados pelo Zen e Raja Yoga do que parece à primeira vista.

Uma série inteira de métodos de sugestão e hipnose (de muitas pessoas ou de uma pessoa só) são também comuns hoje em dia. Pelo menos cinqüenta destes métodos são conhecidos e usados em diferentes pontos do mundo, e são considerados *o* método por quem os pratica.

Estados de existência humana

Dois estados de consciência são comumente distinguidos: acordado e dormindo. Definiremos um terceiro:

49

consciência*. Neste estado, o indivíduo sabe exatamente o que está fazendo quando acordado, do mesmo modo como, acordado, às vezes, sabemos o que sonhamos, quando adormecidos. Por exemplo, aos 40, uma pessoa pode se tornar consciente de que uma de suas pernas é mais curta do que a outra, somente depois de ter sofrido dores lombares, tirado raio-X e ter sido diagnosticado por um médico. Isto é possível porque o acordado, geralmente parece mais sonho que consciência*.

O sono foi sempre considerado um estado conveniente para induzir aperfeiçoamento no Homem. Coué usou os momentos nos quais um indivíduo está quase pegando no sono e dormindo para auto-sugestão e sugestão. Na hipnose, o indivíduo é colocado num estado de sono profundo ou superficial, de modo a se fazer sensível à sugestão. Em certos métodos modernos, o sono é usado para ensinar Matemática ou Línguas, bem como para sugestão.

O acordado parece ser um bom estado, para aprender processos que envolvem repetição e explanação, mas não sugestão. Hábitos adquiridos em vigília são difíceis de mudar, mas pouco perturbam a captação de novos assuntos.

Os componentes da vigília

O estar-desperto é constituído por quatro componentes: sensação, sentimento, pensamento e movimento. Cada um deles serve como base para uma série completa de métodos de correção.

Na sensação incluímos, em adição aos cinco sentidos familiares, o sentido cinestésico, que compreende esforço (trabalho), orientação no espaço, o passar do tempo e ritmo.

---
* N. da T. — No original, *awareness* — não tem correspondente exato em português —. No texto, será traduzido pelas palavras consciência, conscientização, percepção, seguidas de asterisco.

50

No sentimento incluímos — independentemente das emoções familiares de alegria, pesar, raiva e assim por diante, — auto-respeito, inferioridade, supersensibilidade e outras emoções, conscientes ou inconscientes, que colorem as nossas vidas.

Pensar inclui todas as funções do intelecto, tais como oposições de direita e esquerda, bom e mau, certo e errado; entender, saber que entendemos, classificar coisas, reconhecer regras, imaginar, saber o que é percebido e sentido, lembrar tudo o que está acima, e assim por diante.

O movimento inclui as mudanças de tempo e espaço no estado e configurações do corpo e suas partes, tais como respirar, comer, falar, circulação sangüínea e digestão.

Separar os componentes da vigília é uma abstração

A exclusão de qualquer um dos componentes é justificada apenas didaticamente; na realidade, nem um momento se passa no estar desperto em que as capacidades do Homem não sejam empregadas todas conjuntamente. É impossível, por exemplo, evocar um evento, pessoa ou paisagem, sem usar ao menos um dos sentidos — vista, ouvido ou gosto — para recapturar a memória, junto com a própria auto-imagem naquele momento, sua posição, sua idade, aparência, ação ou sentimentos agradáveis ou desagradáveis.

Conclui-se desta interação que a atenção detalhada para qualquer destes componentes influenciarão os outros e, conseqüentemente, a pessoa toda. Na realidade, não há modo prático de corrigir um indivíduo, exceto pela melhora gradual, alternando entre o todo e suas partes.

As diferenças dos sistemas parecem maiores na teoria que na prática

As diferenças reais entre os vários sistemas de correção não estão muito no que fazem, mas no que dizem fazer. Explícita ou implicitamente, a maior parte dos sistemas é construída na suposição de que o homem tem propensões inatas que podem ser mudadas, isto é, suprimidas, controladas ou inibidas. Todos os sistemas que sustentam que o homem tem um caráter fixo, consideram cada uma de suas qualidades, propriedades e dons, como um tijolo em uma construção; um ou outro tijolo pode estar faltando ou ser defeituoso. Estes sistemas requerem anos de esforço de uma pessoa que quer se ajudar. Alguns requerem mesmo que a pessoa lhes devote a vida inteira.

Melhora dos processos, em oposição à melhora das propriedades

Tal abordagem, estática, transforma a correção em um processo longo e complicado. Eu acredito que ela se baseie em suposições erradas, porque é impossível reparar tijolos defeituosos na estrutura do Homem, ou recolocar aqueles que estão faltando. A vida do Homem é um processo contínuo e a melhora necessária está na qualidade do processo, e não nas propriedades ou disposição.

Muitos fatores influenciam este processo e devem ser combinados para fazê-lo fluir e se auto-ajustar. Quanto mais claramente são entendidos os fundamentos do processo, maiores serão as realizações.

Os defeitos são usados no aperfeiçoamento

Em quaisquer processos complicados, os desvios são usados para ajudar a corrigir a sua progressão; assim também na correção do Homem, os defeitos e desvios não devem ser suprimidos, omitidos ou superados, mas usados para orientar a correção.

A correção dos movimentos é o melhor meio do auto-aperfeiçoamento

Observou-se que qualquer um dos quatro componentes do estar desperto, ineluctavelmente influencia os outros.

A escolha do movimento como o principal meio de melhora do self, é baseada nas seguintes razões:

1. O sistema nervoso ocupa-se principalmente com movimento

   O movimento ocupa o sistema nervoso mais que qualquer outra coisa, porque não podemos perceber, sentir ou pensar, sem uma série de ações complexas elaboradas, iniciadas pelo cérebro, para manter o corpo contra a força da gravidade; ao mesmo tempo, devemos saber onde estamos e em que posição. Para saber nossa posição no campo da gravidade, relativamente à de outros corpos, ou para mudá-la, devemos usar nossos sentidos, nosso sentimento e nossa força de pensamento.
   O envolvimento ativo do sistema nervoso global na vigília é condição para qualquer método de auto-aperfeiçoamento, mesmo daqueles que alegam se relacionarem apenas com um dos quatro componentes do estar desperto.

2. É mais fácil distinguir a qualidade do movimento

   Sabemos mais clara e definitivamente sobre a organização do corpo contra a força de gravidade, do que sobre os outros componentes. Sabemos muito mais sobre movimento do que sobre raiva, amor, inveja ou mesmo pensamento. É relativamente mais fácil aprender a reconhecer a qualidade do movimento que a dos outros fatores.

3. Nós temos uma experiência de movimento mais rica

   Nós todos temos mais experiência e capacidade de movimento do que de sentimento ou

53

pensamento. Muitas pessoas não fazem diferença entre excitabilidade e sensibilidade e consideram-na, quando altamente desenvolvida, como uma fraqueza; suprimem qualquer sentimento que perturbe, e evitam a situação que poderia suscitá-los. De modo semelhante, o pensamento está também contido ou destruído. Liberdade de pensamento é considerada um desafio às leis aceitas de comportamento, não somente na religião, mas também em assuntos relativos à filiação étnica, economia, moral, sexo, arte, política e mesmo ciência.

4. A habilidade de movimento é importante para a autovalorização

A estrutura física de uma pessoa e a sua habilidade de movimento são provavelmente mais importantes para a sua auto-imagem que qualquer outra coisa. Basta observar uma criança com algum defeito na boca ou alguma coisa na sua aparência que pareça fazê-la diferente das outras crianças, para nos convencermos de que esta diferença afetará seu comportamento consideravelmente. Se, por exemplo, sua espinha não se desenvolveu normalmente, ela terá dificuldade com movimentos que requeiram um agudo senso de equilíbrio. Ela errará facilmente e empregará um esforço consciente constante, para conseguir o que outras crianças fazem normalmente. Ela se desenvolveu diferentemente dos outros. Ela descobre que deve pensar e preparar-se antecipadamente, ela não pode contar com suas próprias reações espontâneas. Deste modo, dificuldades de movimento arruínam gradativamente e distorcem sua auto-estima, forçando-a a comportamentos que interferem com seu desenvolvimento em direção a suas inclinações naturais.

5. Toda atividade muscular é movimento

Toda ação origina-se na atividade muscular. Ver, falar e mesmo ouvir, requer a ação dos músculos. (Para ouvir, há um músculo que regula a tensão do tímpano, de acordo com a intensidade do som percebido.) Tanto a precisão quanto a intensidade da coordenação mecânica, temporal e espacial são importantes em cada movimento. Relaxamento permanente dos músculos produz movimentos lentos e trêmulos; tensão permanente dos músculos faz com que a ação se faça de modo angular e espasmódico; ambos traduzem estados da mente e estão ligados ao motivo das ações. Deste modo, em doentes mentais, pessoas nervosas, naqueles que possuem uma auto-imagem instável, é possível discernir distúrbios no tônus muscular, de acordo com a deficiência. Ao mesmo tempo, outros atributos, tais como ritmo e adaptação ao tempo e ao espaço, podem ser mais satisfatórios. É possível discernir perturbação na regulação da intensidade dos movimentos e na expressão facial de uma pessoa na rua, mesmo para um observador inexperiente, que não sabe exatamente o que está errado.

6. Os movimentos refletem o estado do sistema nervoso

Os músculos se contraem como resultado de uma série interminável de impulsos do sistema nervoso; por esta razão, o padrão muscular da posição vertical, a expressão facial e a voz, refletem o trabalho do sistema nervoso.

Obviamente, nem posição, expressão ou voz podem ser mudados sem a mudança do sistema nervoso, que ocasiona as mudanças visíveis da aparência externa.

Deste modo, quando nos referimos a movimentos musculares, estamos, de fato, querendo dizer: os impulsos do sistema nervoso que ativam os músculos que não podem funcionar sem impulsos que os dirijam. Embora o músculo do coração do embrião comece a se contrair mesmo antes que os nervos que o controlarão tenham se desenvolvido, ele não trabalha, no sentido usual para nós, até que seu próprio sistema nervoso possa regular sua ação. Disto pode-se tirar uma conclusão que parece paradoxal à primeira vista: mudanças nas ações e movimentos aparecerão somente depois de uma mudança prévia no cérebro e no sistema nervoso. Isto é, uma melhora nas ações do corpo refletem a mudança no controle central, que é a autoridade exclusiva. A mudança no controle central é uma mudança no sistema nervoso. Como tais, as mudanças são invisíveis aos olhos; sua expressão externa é, em conseqüência, considerada como puramente mental por algumas pessoas, ou puramente física, por outras.

7. O movimento é a base da consciência

A maior parte do que vai dentro de nós, permanece embotado ou escondido de nós, até que atinge os músculos. Sabemos o que está acontecendo dentro de nós, logo que os músculos da face, coração ou do aparelho respiratório, se organizam em padrões, conhecidos por nós como medo, ansiedade, riso ou qualquer outro sentimento. Mesmo quando apenas um tempo muito pequeno é requerido para organizar a expressão muscular da resposta ou sentimento internos, todos nós sabemos que é possível conter o próprio riso, antes que se torne notado pelos outros. Similarmente, nós podemos entrar e mostrar medo ou outros sentimentos.

Não podemos tornar-nos conscientes do que está acontecendo em nosso sistema nervoso central, até que nos conscientizemos das mudanças em nossa posição, estabilidade e atitude, porque estas mudanças são mais facilmente sentidas do que as que ocorreram nos próprios músculos. Somos capazes de evitar expressões musculares plenas, porque os processos naquela parte do cérebro que se relacionam com funções peculiares ao Homem, são muito mais vagarosas que os processos das que são relacionadas ao que é comum ao Homem e ao animal. É a relativa lentidão destes processos que nos torna possível julgar e decidir se agiremos ou não. O sistema inteiro se organiza de tal forma que os músculos são preparados e estão prontos para executar a ação ou para evitar a sua execução.

Logo que nos tornamos conscientes dos meios usados para organizar uma expressão, podemos ocasionalmente discernir o estímulo que a desencadeia. Em outras palavras, reconhecemos o estímulo para uma ação ou a causa para a resposta, quando nos tornamos suficientemente cônscios da organização dos músculos do corpo para a ação correspondente. Algumas vezes estamos conscientes de que alguma coisa aconteceu dentro de nós, sem sermos capazes de definir exatamente o que é. Neste caso, um novo padrão de organização aconteceu e nós não podemos saber ainda como interpretá-lo. Só depois de ocorrer muitas vezes, tornar-se-á familiar; reconheceremos sua causa e perceberemos os primeiros sinais do processo. Em alguns casos, a experiência deverá ser repetida muitas vezes antes que seja reconhecida. Finalmente tornamo-nos cônscios da maior parte do que acontece dentro de nós, principalmente através dos músculos. Uma parte menor desta informação, encontra-nos através do envólucro, isto é, da pele que circunda o corpo todo, das membranas que contornam o trato digestivo, e das membranas que encerram e delineiam os órgãos respiratórios, bem como a das superfícies internas da boca, nariz e ânus.

8. A respiração é movimento

Nossa respiração reflete cada distúrbio e cada esforço físico e emocional. É sensível também aos processos vegetativos. Distúrbios da glândula tireóide, por exemplo, causam um tipo especial de respiração que serve para diagnosticar a doença. Qualquer estímulo forte, repentino, causa uma parada respiratória. Todos sabem por experiência própria, como a respiração está intimamente ligada a toda mudança de sentimento ou antecipação de emoção forte.

Através da História da humanidade encontramos sistemas e regras para induzir tranqüilidade pela melhora da respiração. O esqueleto humano é construído de tal forma que é quase impossível organizar adequadamente a respiração, sem também colocar o esqueleto satisfatoriamente em relação à gravidade. A reorganização da respiração é bem sucedida na medida em que, indiretamente, nós aperfeiçoamos a organização dos músculos do esqueleto para uma melhor movimentação e posição.

9. A força dos hábitos

Finalmente, e o mais importante, é que há uma razão a mais para escolhermos o sistema de ação como o ponto de partida para o desenvolvimento do Homem. Todo comportamento, como observamos anteriormente, é um complexo de músculos mobilizados, sensações, sentimentos e pensamentos. Cada um destes componentes da ação poderia teoricamente ser usado, mas a parte que cabe aos músculos é tão grande, que se fossem omitidos os padrões da córtex motora, o resto dos componentes do padrão desintegrar-se-ia.

A córtex motora do cérebro, onde os padrões ativadores dos músculos estão estabelecidos, está somente a poucos milímetros acima da camada do cérebro que se relaciona com os processos associativos. Todos os sentimentos e sensações que uma pessoa experimenta, estiveram anteriormente ligados a processos associativos.

O sistema nervoso tem uma característica fundamental: nós não podemos executar uma ação e sua oposta ao mesmo tempo. A cada momento particular, o sistema inteiro consegue uma espécie de integração geral, que o corpo expressará nesse momento. Posição, sensação, sentimento, pensamento, bem como processos químicos e hormonais, combinam-se para formar um todo que não pode ser separado em suas várias partes. Este todo pode ser altamente complexo e intrincado, mas é um sistema integrado naquele dado momento.

Dentro de cada integração, nós nos tornamos conscientes somente daqueles elementos

59

que envolvem os músculos e o envoltório. Já vimos que os músculos desempenham o papel principal na consciência*. Não é possível uma mudança no sistema muscular, sem uma mudança prévia correspondente na córtex motora. Se obtivermos êxito, de algum modo, em provocar uma mudança na córtex motora, através de uma mudança na sua coordenação ou nos próprios padrões, a base da consciência em cada integração elementar, desintegrar-se-á. Devido à grande proximidade entre a córtex motora do cérebro e as estruturas que se relacionam com pensamento e sentimento, e à tendência dos processos dos tecidos do cérebro para se difundirem e espalharem aos tecidos vizinhos, uma mudança drástica na córtex motora terá efeitos paralelos no pensamento e sentimento.

Uma mudança fundamental na base motora, dentro de cada padrão simples de integração, quebrará a coesão do todo e, desse modo, o pensamento e o sentimento perdem sua sustentação nas rotinas estabelecidas. Nestas condições, é muito mais fácil efetuar mudanças no pensamento e nos sentimentos, porque o componente muscular, através do qual o pensamento e o sentimento alcançam a nossa consciência, mudou e não mais exprime os padrões familiares preexistentes. O hábito perdeu seu maior suporte — o dos músculos — e se tornou mais acessível à mudança.

ESTRUTURA E FUNÇÃO

A abstração é exclusivamente humana

Dissemos que todo processo vital pode ser decomposto em quatro componentes: movimento, sensação, sentimento e pensamento. O último elemento é diferente do movimento em muitos aspectos. Podemos talvez aceitar o ponto de vista de que o pensamento, na forma como é encontrado no Homem, lhe é específico. Enquanto alguns traços de alguma coisa semelhante ao pensamento pode ser admitida nos animais superiores, não há dúvida de que a abstração permanece território exclusivo do Homem; a teoria da harmonia musical, do espaço geométrico, a teoria dos grupos ou da probabilidade, são inimagináveis fora da mente humana. O cérebro humano e o sistema nervoso têm também uma peculiaridade estrutural em uma parte, que é essencialmente diferente das estruturas de suas outras partes — por sua vez, semelhantes às de outras criaturas vivas. Não há espaço aqui para uma análise detalhada das diferenças anatômicas e fisiológicas, e uma descrição geral da sua estrutura será suficiente.

A parte estritamente individual do cérebro

O cérebro precisa de ambiente químico e temperaturas definidas para sobreviver. E cada corpo vivo contém um grupo de estruturas que dirige e regula a química e o calor do todo, de tal modo que ele consegue sobreviver. Este grupo de estruturas é o sistema Rinencefálico. Ele provê as necessidades internas individuais de todo organismo vivo. Se estas estruturas são defeituosas, todo o organismo ficará perturbado ou não será viável absolutamente. Estas estruturas são simétricas e herdadas, em cada detalhe de arranjo e função.

Impulsos internos periódicos

Um segundo grupo de estruturas do cérebro relaciona-se com tudo o que concerne à expressão exterior das necessidades vitais internas. A necessidade de manter o corpo e o sistema Rinencefálico criam impulsos internos que se expressam em relação ao ambiente. Isto é dado pelo sistema Límbico, um grupo de estruturas que se relaciona com tudo o que concerne a movimentos do indivíduo no campo da gravidade, e à satisfação de todos os impulsos internos, tais como fome, sede e eliminação de dejetos. Em resumo, relaciona-se com todas as necessidades internas que se intensificam quando não são satisfeitas, mas que se reduzem ou terminam quando satisfeitas, até que cresça a necessidade e o ciclo comece de novo.

Todas as maravilhas que, usualmente, chamamos instintos, originam-se nestas estruturas. É o caso da construção de ninhos por passarinhos, da teia de aranha, da habilidade da abelha e do pombo para encontrar o caminho de casa, mesmo a grandes distâncias.

O despontar da habilidade para aprender

Em atividades desta espécie, as propriedades específicas do sistema nervoso humano já são perceptíveis. A estrutura, organização e ações são principalmente herdadas, em contraste com o sistema Rinencefálico, descrito, que é totalmente herdado e permanece inalterável de indivíduo para indivíduo, exceto em casos de mudanças evolucionárias básicas.

Os instintos não são tão estáveis e definitivos como freqüentemente pensamos; e há pequenas diferenças instintivas entre indivíduos. Em alguns casos, o instinto é fraco, e uma certa quantidade de experiência individual é necessária para a ação ter sucesso, como por exemplo quando um recém-nascido não consegue mamar até que seus lábios sejam estimulados com o mamilo. Em alguns casos, o instinto permite um satisfatório grau de ajustamento às circunstâncias e surgem os primeiros sinais de habilidade em mudar de acordo com o ambiente que está mudando, isto é, o nascimento ou a aurora da habilidade de aprender. Deste modo, por exemplo, os passarinhos acostumam-se a construir ninhos de novos materiais, quando em circunstâncias estranhas. Mas o ajustamento é difícil e nem todos os indivíduos se saem igualmente bem; alguns não conseguem se ajustar absolutamente. O ajustamento dos instintos à demanda de novas circunstâncias pode ir tão longe até se aproximar do que estamos acostumados a chamar de compreensão ou aprendizado.

Diferenciação fina é uma prerrogativa humana

Um terceiro grupo de estruturas do cérebro relaciona-se com atividades que distinguem o homem dos animais. Este é o sistema Supralímbico, muito mais altamente desenvolvido no Homem que em qualquer dos animais superiores. É este sistema que assegura a delicada diferenciação dos músculos da mão, multiplicando, em virtude disso, o possível número de padrões, ritmos e traços de qualquer operação. Este sistema torna a mão humana um instrumento capaz de tocar música, desenhar, escrever ou fazer muitas outras atividades. O sistema Supralímbico dá uma sensibilidade igual aos músculos da boca, pescoço e aparelho respiratório. Similarmente, o poder de diferenciação multiplica o número de diferentes padrões de som, que é possível produzir, resultando na criação de centenas de línguas e numa grande variedade de modos de cantar e assobiar.

Experiência individual versus hereditariedade

A estrutura e os tecidos do sistema nervoso são herdadas, mas sua função depende grandemente da experiência individual. As letras de duas pessoas não são iguais. A letra de uma pessoa dependerá da língua que ela aprendeu a escrever, em primeiro lugar, do tipo de caligrafia que lhe foi ensinada, da caneta ou outro instrumento que tenha usado, da posição enquanto escreve e assim por diante; isto é, dependerá de tudo que afetou a formação de padrões ou códigos na córtex motora do cérebro, enquanto aprendia.

A própria pronúncia da língua natal de um indivíduo, determina grandemente o desenvolvimento dos músculos da língua, boca, voz e palato. A língua natal de uma pessoa afetará a força relativa dos músculos da boca e a estrutura da cavidade bucal em tal extensão, que qualquer que seja a outra língua falada subseqüentemente, será possível reconhecer que idioma a pessoa falava primeiro, devido à dificuldade de ajustamento dos órgãos da fala às novas inflexões. Aqui, a experiência individual se torna um fator que determina o desenvolvimento estrutural, não menos que os fatores hereditários. Esta é uma peculiaridade sem paralelo.

O conceito dos opostos deriva da estrutura

A atividade no terceiro sistema é assimétrica — o lado direito difere do lado esquerdo — em oposição à simetria — que é a regra nos outros dois sistemas. Esta assimetria está atrás da diferenciação entre direito e esquerdo. Quando a mão direita é a dominante, o centro da fala se forma no lado esquerdo do cérebro e inversamente. Supõe-se que a oposição primária entre direito e esquerdo é a base de nosso conceito de opostos em geral. Como usualmente a mão direita é a mais funcional, em muitas línguas a palavra "direito" toma certos sentidos como correto, legítimo, reivindicação de alguma coisa e autoridade; por exemplo, note-se o

Inglês "right", o Russo "pravo", o Alemão "recht" e o Francês "droit". Modos primitivos de pensamento tendem a opor bom a mau, preto a branco, frio a quente, luz a escuro, e a vê-los em oposição ou conflito. Um pensamento mais desenvolvido dificilmente pode atribuir oposição a estas coisas em qualquer sentido real. Escuro e frio, por exemplo, não são os opostos de luz e calor: onde não há luz, é escuro; e a relação entre calor e frio é ainda mais complicada.

Fenômenos reversíveis e irreversíveis

O elo entre os centros da emoção é consideravelmente mais fraco neste terceiro sistema, comparado com os laços mais fortes dos dois primeiros. Emoções fortes, como raiva ou ciúme, interferem com a operação deste sistema novo e delicado e confundem o pensamento. Mas o pensamento que não está ligado ao sentimento, não está ligado absolutamente à realidade. A atividade cortical é por si mesma não comprometida ou neutra, e pode se relacionar igualmente bem com afirmações contraditórias. Para selecionar um pensamento, deve haver pelo menos o sentimento de que o pensamento é "direito", isto é, corresponde à realidade. O direito, neste caso é, naturalmente, uma realidade subjetiva. Quando "direito" corresponde objetivamente à realidade, o pensamento será de valor humano geral.

A atividade cerebral não pode sozinha decidir entre duas afirmações: "É possível chegar à Lua" e "Não é possível chegar à Lua", pois ambas as afirmações são aceitáveis em si mesmas. Somente a experiência da realidade dota um pensamento com a propriedade de "direito". Por muitas gerações, a realidade contestou a afirmação anterior e "viver na Lua" era dito para indicar que a mente da pessoa estava divorciada da realidade.

Quando se considera a pura "cerebração", a maior parte dos processos pode ser tanto reversível quanto irreversível. Na realidade, a grande maioria dos processos é irreversível. Um fósforo que foi riscado e aceso não pode voltar a ser um fósforo como era antes; uma árvore não pode voltar a ser um arbusto. Os processos ligados ao tempo são irreversíveis porque o tempo é em si mesmo irreversível. Na verdade, poucos processos de qualquer qualidade são reversíveis, isto é, podem retraçar seus passos, até que a condição existente antes da instauração do processo seja restaurada. A atividade cerebral que não está ligada com a realidade não constitui pensamento, do mesmo modo que contrações musculares fortuitas não constituem ação ou movimento.

O atraso entre o pensamento e a ação é a base para a consciência

As vias nervosas do terceiro sistema cerebral são maiores e mais elaboradas que nos dois primeiros. A maior parte das operações do terceiro sistema é executada com o concurso dos outros dois, embora existam vias para o terceiro sistema exercer controle direto sobre os mecanismos de execução. O processo indireto causa retardamento na ação, tanto que "Pense primeiro, depois haja", não é somente um dito.

Há um intervalo de tempo entre o que é engendrado no sistema Supralímbico e sua execução pelo corpo. Este atraso entre o processo de pensamento e sua tradução em ação é grande o bastante para inibi-la. A possibilidade de criar a imagem de uma ação e, então retardar sua execução — adiando-a ou evitando-a completamente — é a base do julgamento intelectual e da imaginação.

A maior parte das ações deste sistema é executada pelos sistemas mais velhos e sua velocidade é limitada pela deles. Assim, por exemplo, não é possível apreender o significado de impressos mais rapidamente do que o olho consegue viajar através da página e lê-la. O pensamento não pode ser expresso mais depressa do que pode ser pronunciado em palavras. Conclui-se que leitura e expressão mais rápidas significam pensamento mais rápido.

A possibilidade da pausa entre a criação do padrão de pensamento para qualquer ação particular e a execução da ação, é a base material para a consciência. Esta pausa torna possível examinar o que está acontecendo dentro de nós, no momento em que a intenção de agir se forma, bem como quando a ação é executada. A possibilidade de afastar a ação — prolongando o período entre a intenção e a execução — possibilita ao Homem o aprender a se conhecer. E há muito que aprender, porque os sistemas que executam nossos impulsos internos agem automaticamente, como o fazem nos animais superiores.

Fazer não significa conhecer

A execução de uma ação não significa que saibamos, mesmo superficialmente, o que estamos fazendo, ou como. Se tentarmos executar uma ação com consciência — isto é, seguindo-a detalhadamente, logo descobriremos que mesmo a mais simples e a mais comum das ações, tal como levantar-se de uma cadeira, é um mistério, e que nós não temos absolutamente idéia de como isto é feito. Nós contraímos os músculos da barriga ou das costas? Nós primeiro deixamos as pernas tensas ou inclinamos o corpo para a frente? O que os olhos fazem, ou a cabeça? É fácil demonstrar que o Homem não sabe o que faz para conseguir levantar-se de uma cadeira. Portanto, ele não tem outra escolha senão retornar a seu método costumeiro, que é dar-se ordem para levantar e deixar que as organizações especializadas dentro dele, executem a ação como lhes agrade — isto é, de acordo com a rotina.

Deste modo, podemos aprender que o autoconhecimento não vem sem esforço considerável, e pode mesmo interferir com a execução das ações. O pensamento e o intelecto que sabem, são os inimigos do automatismo, da ação habitual. Este fato é ilustrado pela velha estória da centopéia que não sabia mais andar, depois que lhe perguntaram em que ordem ela movia suas múltiplas pernas.

A Consciência* correlaciona a ação e a intenção

É bastante freqüente que quando perguntamos a uma pessoa o que ela está fazendo, que ela se torne confusa e incapaz de continuar. Neste caso, ela percebe de repente que a realização da ação não corresponde àquilo que ela pensava que estava fazendo. Sem consciência, nós realizamos o que os velhos sistemas cerebrais fazem à sua própria maneira, mesmo quando a intenção de agir venha do terceiro sistema. Entretanto, a ação, bastante freqüentemente, mostra ser o oposto exato da intenção original. Isto acontece quando a intenção para agir vem do sistema mais alto, cujo elo com as emoções é fraco, e prepara a ação dos sistemas mais baixos, que possuem elos muito mais fortes com as emoções por causa da velocidade maior e do menor intervalo de tempo entre intenção e realização.

Nestes casos, o automatismo e a ação mais rápidos dos sistemas cerebrais mais baixos, ocasionam aquela parte da ação, ligada a sentimento intenso, a ser expresso quase que imediatamente, enquanto que a parte relacionada ao pensamento (oriunda do sistema mais alto), vem vagarosamente, quando a ação está quase completa, ou completa. A maior parte dos lapsos de linguagem provém daí.

A consciência* não é essencial à vida

Os dois sistemas mais velhos, o Rinencefálico e o Límbico, são ajustados mutuamente de forma harmoniosa, na maior parte das pessoas. Estes dois sistemas podem satisfazer as necessidades humanas essenciais, e realizar todas as ações do Homem, incluindo aquelas que nós atribuímos à inteligência. Mesmo a vida social, tão desenvolvida quanto é no animal humano, é possível sem os sistemas Supralímbicos. As abelhas, as formigas, os macacos, os rebanhos de animais vivem em sistemas sociais, sem consciência. Alguns destes sistemas sociais são belamente elaborados e envolvem a maior parte das funções básicas da sociedade humana; cuidados com a geração mais jovem, autoridade de um rei, luta com os vizinhos, defesa do território próprio, exploração de escravos e outras ações conjuntas.

A consciência* como um novo estágio da evolução

O sistema superior, que é mais altamente desenvolvido no Homem que em qualquer outro animal, torna possível a consciência, isto é, o reconhecimento das necessidades vitais e a seleção dos meios para a sua satisfação. Graças à natureza deste sistema, a consciência nos dá a capacidade de julgamento, diferenciação, generalização, de pensamento abstrato, da imaginação e muito mais. A consciência de nossos impulsos vitais é a base do autoconhecimento do Homem. A consciência do relacionamento entre estes impulsos e sua origem na formação da Cultura do Homem, oferece-lhe os meios potenciais para dirigir sua vida, o que muito poucas pessoas já realizaram.

Creio que vivemos em um período de transição, historicamente breve, que prenuncia a emergência de um homem verdadeiramente humano.

A DIREÇÃO DO PROGRESSO

Todo Homem tem dois mundos: o mundo pessoal, próprio, e o mundo externo, comum a todos. Em meu mundo pessoal, o universo e todas as coisas vivas existem somente enquanto estou vivo; meu mundo nasce comigo e morre e desaparece comigo: no grande mundo, que todos compartilhamos, eu não sou mais que uma gota de água no oceano, ou um grão de areia no deserto. Minha vida e morte dificilmente afetam o grande mundo.

O objetivo do Homem na vida é o seu caso particular. Uma pessoa sonha com a felicidade, outra com a saúde, uma terceira com o poder, uma quarta com o conhecimento ou a justiça e, outras ainda, com a igualdade. Mas nós nem mesmo começamos a saber o propósito da Humanidade enquanto tal. A única idéia com base razoável, aceita por todas as ciências, é que há uma direção no desenvolvimento das criaturas vivas, e que o Homem está no topo da escala deste desenvolvimento. Esta direção da evolução pode também ser interpretada como um propósito. Vimo-lo quando detalhamos as estruturas do nosso sistema nervoso no capítulo anterior. Vimos que a direção do desenvolvimento era o aumento da capacidade da consciência para dirigir os processos mais velhos, e as ações estruturadas durante os primeiros períodos evolutivos, aumentando sua variedade, inibindo-os ou apressando-os. Nós próprios tomamos esta direção inadvertidamente quando observamos

71

que alguns artistas ou cientistas podem ser muito capazes, mas há alguma coisa faltando para torná-los completamente "humanos".

Consciência* e percepção

Todos os animais mais altamente desenvolvidos têm uma considerável porção de consciência. Eles conhecem o ambiente no qual vivem, e seu lugar dentro do grupo familiar, rebanho ou bando. Podem cooperar para a defesa da família ou do rebanho, e mesmo ajudar um membro da sua tribo, o que significa que eles talvez saibam o que é bom para o seu vizinho. O Homem é dotado não somente com uma consciência mais altamente desenvolvida, mas também com uma capacidade específica de abstração, que lhe permite saber o que está acontecendo dentro dele, quando usa este poder. Assim, ele pode saber se sabe ou não alguma coisa. Ele pode dizer se entende ou não alguma coisa que sabe. É capaz ainda de formas mais altas de abstração, que o levam a estimar seu poder de abstração e sua capacidade de usá-la. Ele pode dizer se está usando seus plenos poderes de consciência para saber e saber, se sabe ou não alguma coisa.

Há uma diferença essencial entre consciência e percepção, embora os limites verbais não sejam muito claros. Eu posso subir a escada de minha casa plenamente consciente do que estou fazendo, e não saber quantos degraus subi. Para saber quantos são, devo subir uma segunda vez, prestar atenção, ouvir a mim mesmo e contá-los. Percepção é a consciência junto com a noção do que está acontecendo na situação ou dentro de nós mesmos, quando estamos conscientes.

Muitas pessoas acham fácil ter consciência do controle de seus músculos voluntários, pensamento e processos de abstração. É muito mais difícil, por outro lado, ser consciente e controlar os músculos involuntários, sensações, emoções e habilidades criativas. Esta dificuldade não significa impossibilidade, embora assim pareça para muitos.

Nós agimos como uma totalidade, mesmo quando esta totalidade não é muito perfeita. Disto nasce a possibilidade de desenvolver percepção também das partes mais difíceis. As mudanças ocorridas nas partes onde o controle é fácil, afetam o resto do sistema, incluindo aquelas partes sobre as quais não temos controle direto. Influência indireta é também um tipo de controle. Nosso trabalho é um método de treinamento que converte esta influência inicial indireta em conhecimento claro.

Neste ponto, devemos explicitar que estamos falando do treinamento da força de vontade e do autocontrole, mas não com o propósito de ganhar poder sobre nós mesmos ou sobre outras pessoas. Correção do eu, aperfeiçoamento, treinamento da percepção e outros conceitos têm sido usados aqui para descrever vários aspectos da idéia de desenvolvimento. O desenvolvimento dá ênfase à coordenação harmoniosa entre estrutura, função e realização. E uma condição básica para a coordenação harmoniosa é a completa liberdade ante qualquer autocompulsão ou compulsão de outros.

O desenvolvimento normal geralmente é harmonioso. No desenvolvimento, as partes crescem, melhoram e fortificam-se de tal modo que o todo pode continuar em sua direção geral. E assim como novas funções aparecem no curso do desenvolvimento e crescimento harmonioso da criança, novos poderes também aparecem.

O desenvolvimento harmonioso não é simples. Tomemos como exemplo o pensamento abstrato que, à primeira vista, parece uma vantagem sob todos os aspectos; relativamente ao desenvolvimento harmonioso, no entanto, tem também muitas desvantagens. A abstração é a base da verbalização. As palavras simbolizam os significados que descrevem, e não poderiam ter sido criadas sem a abstração da qualidade ou caráter da

73

coisa representada. É difícil imaginar qualquer Cultura humana sem palavras. Pensamento abstrato e verbalização ocupam o lugar mais importante na ciência e em todas as realizações sociais. Mas, ao mesmo tempo, a abstração e a verbalização tornam-se tiranos que privam o indivíduo da realidade concreta; isto, por sua vez, causa severos distúrbios na harmonia da maior parte das atividades humanas. Freqüentemente, o grau de distúrbio beira a insanidade mental e física, e causa senilidade precoce. À medida em que a abstração verbal se torna mais bem sucedida e eficiente, o pensamento e a imaginação do Homem tornam-se estranhos a seus sentimentos, sentidos e até movimentos. Vimos que as estruturas usadas pelo pensamento são frouxamente ligadas com as dos sentimentos. O pensamento claro nasce somente na ausência de sentimentos fortes que distorcem a objetividade. Assim, uma condição necessária para o desenvolvimento do pensamento efetivo é uma contínua separação dos sentimentos e sensações proprioceptivas.

Não obstante, o desenvolvimento harmonioso é mais importante para o indivíduo do que o pensamento efetivo. O pensamento que é separado do resto do homem, gradualmente torna-se árido. O pensamento que trabalha principalmente com palavras, não tira substância dos processos das estruturas evolutivas mais velhas, que são intimamente ligadas ao sentimento. O pensamento espontâneo, criativo, deve manter ligação com as estruturas cerebrais primárias. O pensamento abstrato que não é alimentado de tempos em tempos pelas fontes internas mais profundas, torna-se apenas uma fábrica de palavras, vazio de todo conteúdo humano genuíno. Muitos livros de arte e ciência, literatura e poesia, não têm nada a oferecer senão uma sucessão de palavras, ligadas por argumentação lógica; não têm conteúdo pessoal. Isto aplica-se também a muitos indivíduos na sua relação diária com os outros. O pensamento que não se desenvolve harmoniosamente com o resto do Homem, torna-se um obstáculo ao seu desenvolvimento.

Pode parecer uma conclusão trivial, essa que o desenvolvimento harmonioso é uma coisa desejável. À medida em que consideramos apenas abstrações e o conteúdo lógico desta frase, ela permanece divorciada do "homem total", como qualquer outra peça de verbalização lógica, sem significado prático. A frase trivial tornar-se-á, entretanto, uma fonte ilimitada de formas, figuras e relações que trazem combinações novas e possíveis descobertas, somente quando estimulamos nossas emoções, sentidos e impressões diretas — isto é, quando pensamos em imagens, nas suas variadas combinações mentais. É disto que as palavras devem ser revestidas para estabelecermos contato com nossos semelhantes.

Encontra-se o desenvolvimento harmonioso em toda criatura cuja espécie tem uma longa história. No caso do Homem, este tipo de desenvolvimento acompanha-se de muitas dificuldades, em virtude da relativa novidade da consciência na escala evolutiva. O desenvolvimento harmonioso dos animais, dos antropóides e do homem primitivo, requer sentidos, sentimentos, movimento e apenas um mínimo de pensamento, que é memória e um pouco de consciência — tudo o que é necessário para fazer o estado de vigília diferente do estado de sono.

Animais sem consciência perambulam aqui e ali sem qualquer significado futuro. Quando a consciência apareceu no Homem, na escala evolutiva, um movimento simples de mudança de direção, tornou-se uma volta para a esquerda, e em outra direção, uma volta para a direita.

É difícil para nós, apreciar o significado do fato; parece-nos uma coisa simples, justamente como o poder de ver parece simples para nossos olhos. Mas um momento de reflexão poderá mostrar-nos que, de fato, o poder de diferenciar entre direita e esquerda não é menos complicado do que a visão. Quando o Homem diferencia entre direita e esquerda, ele divide o espaço com relação a si mesmo, tomando-se como o centro, a partir do qual o espaço se estende. Este senso de uma divisão do espaço, que ainda não é claro para a nossa consciência, é freqüentemente expresso como "pela mão direita" e "pela mão esquerda". Isto provê uma abstração adicional nos conceitos de "direita" e "esquerda", que pode assim e agora ser expresso em palavras. Em tempo, os símbolos tornam-se crescentemente abstratos e se torna possível construir sentenças como esta. Para conseguir um minúsculo passo à frente na consciência, tal como o entendimento de direita e esquerda, o Homem deve, ao mesmo tempo, prestar atenção no movimento; alternativamente, prestar atenção ao que vai dentro dele e ao mundo de fora. Este deslocamento da atenção para dentro e para fora, cria abstrações e palavras que descrevem o deslocamento da posição do seu mundo pessoal relativamente ao mundo exterior. O desenvolvimento desta consciência está claramente ligado a dores de crescimento e os primeiros vislumbres de consciência devem ter desnorteado muitas vezes a nossos ancestrais.

Devido à sua novidade, em sentido evolutivo, o grau de consciência difere grandemente entre indivíduos diferentes, mais do que a distribuição relativa de outras faculdades. Adicionalmente, há grande diferença também nas variações periódicas da consciência individual, e no seu valor, relativo a outros aspectos da personalidade. Pode haver um ponto baixo, no qual a consciência pode, momentaneamente, desaparecer ou desaparecer por um certo período. Mais raramente, pode haver um ponto alto, no qual há uma unidade harmoniosa, com todas as capacidades do Homem fundidas em um todo único.

Nas escolas esotéricas de pensamento, conta-se uma parábola Tibetana. De acordo com a estória, o homem sem consciência é como uma carruagem, cujos passageiros são os desejos, os músculos são os cavalos, enquanto a própria carruagem é o esqueleto. A consciência é o cocheiro adormecido. Enquanto o cocheiro permanece adormecido, a carruagem arrastar-se-á sem objetivo, daqui para lá. Cada passageiro tem destino diferente e os cavalos puxam para caminhos diferentes. Mas quando o cocheiro está bem acordado e segura as rédeas, os cavalos puxarão a carruagem e levarão cada passageiro a seu próprio destino.

Naqueles momentos em que a consciência se organiza bem com os sentimentos, sentidos, movimento e pensamento, a carruagem ganhará velocidade no caminho certo. Então, o Homem pode fazer descobertas, inventar, criar, inovar e "saber". Ele compreende que seu pequeno mundo e o grande mundo ao redor são apenas um, e que nesta unidade, ele não está mais sozinho.

PARTE 2

Fazer Para Compreender: Doze Lições Práticas

Estas doze lições foram escolhidas dentre mais de uma centena das que são ensinadas há anos no Instituto Feldenkrais. As lições não representam uma seqüência, tendo sido escolhidas antes para ilustrar alguns pontos do sistema do autor, e a técnica empregada para transmiti-lo. Não obstante, são exercícios que envolvem o corpo todo e suas atividades essenciais. Os estudantes interessados nestas lições deverão realizá-las todas as noites antes de dormir. Dentro de poucas semanas, poderão verificar uma melhoria considerável em todas as funções essenciais à vida.

OBSERVAÇÕES GERAIS

Aperfeiçoamento da habilidade

As lições foram criadas para melhorar habilidade, isto é, para expandir os limites do possível: tornar possível o impossível, tornar fácil o que é difícil e tornar o fácil prazenteiro. Porque só aquelas atividades que são fáceis e agradáveis, farão parte da vida habitual e serão úteis em qualquer tempo. Ações difíceis de realizar, para as quais o homem deve forçar-se a fim de superar oposições internas, nunca farão parte do cotidiano; à medida em que envelhecer, a pessoa perderá de todo a habilidade de realizá-las.

É raro, por exemplo, ver um Homem com mais de 50 anos pular uma cerca, mesmo que ela seja baixa. Ele procurará dar a volta, enquanto o jovem salta por cima, sem dificuldade alguma.

Isto não quer dizer que nós devemos evitar tudo o que pareça difícil, e nunca usar nossa força de vontade para vencer obstáculos, mas sim que devemos diferenciar claramente entre melhoria da habilidade e esforço bruto, puro e simples. Melhor faremos dirigindo nossa vontade a fim de melhorar nossa habilidade, a fim de chegarmos a realizar nossas ações com facilidade e compreensão.

Habilidade e força de vontade

À medida em que a habilidade cresce, a necessidade de esforço consciente decresce. O esforço requerido para aumentar a habilidade, oferece exercício suficiente e eficiente para nossa força de vontade. Se considerarmos a questão com cuidado, descobriremos que pessoas com muita força de vontade, são ao mesmo tempo pessoas com habilidade limitada. Pessoas que sabem agir com eficiência, realizam as coisas sem muita preparação e sem muita agitação. Homens com grande força de vontade tendem a usar força demais, em vez de usar mais eficientemente forças moderadas. Se você confia principalmente na sua força de vontade, você desenvolverá a habilidade de forçar os movimentos e se acostumará a aplicar uma quantidade enorme de força a ações que podem ser executadas com muito menos energia, se forem adequadamente dirigidas e graduadas.

Ambas as maneiras de agir, de regra, alcançam seu objetivo, mas a primeira pode produzir, ao mesmo tempo, prejuízos consideráveis. A força que não é convertida em movimento, não desaparece simplesmente, mas se dissipa em prejuízo para as juntas, músculos e outras partes do corpo, usadas no esforço. A energia que não se converte em movimento, transforma-se em calor e produz mudanças que requerem reparação, antes que o sistema possa operar eficientemente outra vez.

Tudo o que fazemos bem, não nos parece difícil. Podemos até dizer que os movimentos que nos parecem difíceis, não estão sendo realizados corretamente.

Para compreender o movimento é preciso sentir e não forçar

Para aprender, necessitamos tempo, atenção e discriminação; para discriminar, precisamos sentir. Quer dizer que, se queremos aprender, precisamos afinar nossa capacidade de sentir e, se tentarmos fazer as coisas por força bruta, conseguiremos precisamente o oposto do que precisamos.

Ao aprender a agir, deveremos nos sentir livres para prestar atenção ao que está acontecendo com o corpo, porque nesta situação, nossa mente estará clara e será fácil controlar a respiração; não há tensão gerada por esforço. Quando o aprendizado se faz em condições de esforço máximo, e até quando nem este parece suficiente, não há nenhum outro meio de acelerar a ação, de fazê-la mais forte ou melhor, porque o indivíduo já alcançou os limites de sua capacidade. Nesse ponto, a respiração está impedida, há esforço supérfluo, pouca habilidade de observar e nenhuma perspectiva de melhora.

Ao longo das lições, o leitor descobrirá que os exercícios propostos são simples, solicitando apenas movimentos fáceis. Mas eles foram imaginados para serem executados de tal modo, que os praticantes descobrirão mudanças em si mesmos, logo depois da primeira lição.

Discriminação aguçada

"Um tolo não sente", diz o ditado hebreu. Se um homem não sente, ele não consegue perceber diferenças e não conseguirá distinguir entre uma ação e outra. Sem esta habilidade de diferenciar, não pode haver aprendizado e, na certa, nenhum aumento na habilidade de aprender. Não é uma questão simples, porque os sentidos humanos estão ligados aos estímulos que os despertam de tal maneira, que a discriminação é a mais fina quando o estímulo é o mais leve.

Se eu levanto uma barra de ferro, não sentirei a diferença se uma mosca pousar nela. De outra parte, se estou segurando uma pena, sentirei distintamente a diferença, se uma mosca assentar nela. O mesmo se aplica a todos os sentidos; audição, visão, olfato, gosto, calor e frio.

Os exercícios foram feitos para que se possa reduzir os esforços no movimento, porque se se pretende reconhecer pequenas mudanças de esforço, este deverá ser reduzido em primeiro lugar. Um controle melhor e mais delicado do movimento só é possível por um aumento na sensibilidade, por uma habilidade maior de sentir diferenças.

A força do hábito

É extremamente difícil corrigir um hábito defeituoso de postura ou movimento, mesmo quando se consegue reconhecê-lo com clareza. Porque tanto o defeito como a maneira segundo a qual ele se manifesta na ação, devem ser corrigidos. Necessita-se de muita persistência e bastante conhecimento para conseguir mover-se mais de acordo com o que se sabe, do que de acordo com o hábito.

Se uma pessoa fica de pé usualmente com estômago e bacia muito para a frente e, por isso, com a cabeça inclinada para trás, haverá uma curvatura excessiva nas suas costas, o que torna impossível uma boa postura. Se ela inclinar sua cabeça para a frente e puxar a bacia para trás, terá a sensação de que a cabeça está caindo para a frente, e que a bacia está muito para trás; a posição lhe parecerá anormal. Como resultado, ela voltará rapidamente a seu modo habitual.

Portanto, é impossível mudar hábitos confiando apenas em sensações. Algum esforço mental consciente deverá ser exercido, até que a posição recém-ajustada deixe de ser percebida como anormal e se torne um novo hábito. Mudar um hábito é muito mais difícil do que se poderia pensar, como o sabem todos os que já tentaram.

Pensar durante o agir

Em minhas aulas, o estudante aprende a ouvir instruções enquanto está fazendo exercícios, e a fazer os ajustes necessários sem deter o movimento. Deste modo, *ele aprende a agir enquanto pensa e a pensar enquanto age*. Em matéria de habilidade, parece que assim é muito melhor do que quando se tem que parar de pensar ao fazer alguma coisa, e parar de agir quando se quer pensar. (Um motorista experiente facilmente obedece a instruções enquanto dirige; para um principiante isto é difícil).

A fim de obter o melhor destes exercícios, convém que o leitor tente projetar mentalmente as instruções para o próximo exercício, sem deter o que está fazendo; convém que ele continue exercitando o movimento enquanto prepara seus pensamentos para o próximo exercício.

Libertando uma ação de energia inútil

Uma máquina eficiente é aquela na qual todas as partes se adaptam acuradamente; todas adequadamente lubrificadas, sem riscos ou sujeira entre as superfícies adjacentes, na qual todo combustível usado se transforma em energia cinética, até o limite termodinâmico; e no qual não se observa ruído nem vibração, isto é, nenhuma energia se perde em movimentos inúteis que reduzem o poder operacional efetivo da máquina.

Os exercícios que vamos iniciar pretendem este resultado: eliminar gradualmente do nosso modo de agir todos os movimentos supérfluos, tudo o que dificulta, interfere ou se opõe ao movimento.

Nos sistemas de ensino geralmente aceitos, a ênfase está em conseguir um certo resultado a qualquer preço, sem consideração alguma pela quantidade de esforço difuso e mal organizado que foi posto nele. Enquanto os órgãos de pensamento, sensação e controle não se organizam para uma ação que seja coordenada, contínua, suave e eficiente — e portanto, também prazenteira — estamos envolvendo no movimento partes do corpo, sem discriminação, mesmo quando elas não têm nada a fazer e até quando interferem com ele. Um dos resultados é que muito freqüentemente realizamos uma ação e a ação contrária ao mesmo tempo. Só um esforço mental pode, então, fazer com que a parte dirigida à meta se sobreponha às outras partes do corpo que

85

operam para frustrá-la. Infelizmente, e deste modo, *a força de vontade pode encobrir a inabilidade* de executar a ação adequadamente. A maneira correta é aprender a eliminar os esforços que se opõem à meta e usar força de vontade somente em situações de esforço excepcional. Voltaremos ao ponto quando ele tiver sido experimentado pessoalmente pelo leitor; assim, ele se tornará capaz de progredir mais, ao longo do caminho desejado.

Ritmo respiratório durante os exercícios

Ao fim de uma lição bem executada, deve-se experimentar uma sensação de relaxamento e renovação, tão boa quanto uma boa noite de sono ou um feriado. Se isto não acontece, o provável é que os movimentos foram feitos muito depressa e sem atenção à respiração.
A velocidade do exercício deverá ajustar-se continuamente ao ritmo respiratório. Na medida em que o corpo ganha em organização, a respiração ajustar-se-á automaticamente aos vários movimentos.

Velocidade dos movimentos

A primeira vez que se tentar uma lição, será conveniente exercitar-se tão lentamente quanto as instruções indicam. Depois que todas as lições terminarem e se iniciar um segundo ciclo, convém ir mais depressa naquelas partes que se mostram fáceis e leves. Subseqüentemente, convém variar a velocidade, de tão rápido quanto possível, até tão lento quanto possível.

ALGUMAS SUGESTÕES PRÁTICAS

Quando fazer o exercício

A melhor hora de se fazer os exercícios é à noite, um pouco antes de ir para a cama, pelo menos uma hora depois da refeição. Ir para a cama logo após. Uma das razões mais importantes para se proceder assim é que após um dia de trabalho e preocupação, os exercícios aliviarão tanto as tensões musculares quanto as mentais, e o sono será mais repousante e renovador. Ao acordar, espreguice-se um minuto ou mais na cama, e tente lembrar a sensação geral da lição feita antes de deitar. Vale a pena repetir dois ou três dos movimentos que você ainda lembra. Pense na lição de vez em quando durante o dia, enquanto faz outras coisas, e veja se você consegue verificar alguma mudança que possa ser atribuída ao exercício.

Determine tempos fixos para pensar na lição durante o dia, mesmo que seja apenas por uns poucos segundos por vez. Toda vez que você recordar a lição passada, ela se estabelecerá mais firmemente em sua mente.

Quando os exercícios se tornarem um hábito diário estabelecido, faça-os na hora que lhe for mais conveniente.

Duração dos exercícios

O tempo que a lição demora depende da velocidade individual. Nas primeiras lições, o número de vezes que cada movimento é repetido decidirá a duração. Comece repetindo cada movimento 10 vezes; à medida em que você progride, eleve o número para 25, de acordo com as instruções dadas na própria lição. Com o tempo, é possível e desejável repetir um único movimento centenas de vezes, tão lenta e depois tão depressa quanto possível. Mas lembre-se que depressa não quer dizer apressado.

Por aí se vê que as primeiras lições tomarão cerca de 45 minutos cada uma; as últimas poderão tomar apenas 20 minutos ou menos; depois disso, quando o exercitar-se se tornar uma rotina diária, a lição poderá durar apenas um momento para se perceber alguma coisa, ou durar o tempo que a pessoa estiver interessada em dispender.

Onde exercitar-se

Escolha uma área do assoalho coberta com tapete ou esteira, grande o bastante para permitir que você espiche braços e pernas em todas as direções, sem colidir com móveis ou outros objetos. Se você tiver dificuldade em se acostumar a ficar no chão, use um cobertor espesso ou, se necessário, trabalhe na cama.

O que usar

Quanto menos roupa, melhor. Em qualquer caso, assegure-se de que a roupa seja confortável e não interfira com os seus movimentos ou respiração, que não seja muito estreita, e que não tenha botões ou zipers nas costas.

Como fazer as lições

Se você estiver trabalhando sozinho e precisar ler as instruções, será bom fazer um pouco por vez. Leia um parágrafo curto das instruções, o suficiente para saber o que fazer, e comece. Depois de repetir o movimento 25 vezes, conforme as instruções, leia o parágrafo seguinte e execute-o. Deste modo, faça a lição item por item. Quando você tiver aprendido todos os movimentos de uma lição, e quando não tiver mais necessidade das instruções, ponha as seções juntas e faça a lição toda de uma vez.

LIÇÃO 1

O QUE É UMA BOA POSTURA?

Ficar de pé adequadamente não é ficar reto

"Sente direito!", "Fique direito!" Mães, professores e outras pessoas dizem tantas vezes estas frases em boa fé e com a mais total confiança no que estão dizendo. Se se lhes perguntasse como se faz para sentar ou ficar direito, responderiam, "o que é que você quer dizer com isto? Você não sabe o que quer dizer direito? Direito é direito!"
Algumas pessoas na verdade conseguem ficar e andar direito com suas costas eretas e cabeças mantidas bem alto. E é claro que existe um elemento de "ficar direito" em sua postura.
Se observarmos uma criança ou um adulto ao qual se disse para sentar ou ficar direito, faz-se evidente que ele concorda em que há alguma coisa errada com o modo com que manipula seu corpo, e rapidamente tentará endireitar as costas ou levantar a cabeça. Ele procederá assim, pensando que desta maneira conseguiu a postura adequada; mas ele não consegue manter esta posição "correta" sem esforço contínuo. Logo que a sua atenção mude para alguma atividade necessária, urgente ou interessante, ele cairá na sua postura original.

91

É praticamente certo que ele não conseguirá "manter-se direito", a menos que alguém o recorde para que faça assim, ou a menos que lembre que negligenciou suas instruções.

Direito significa vertical

Quando falamos em ficar direito, queremos dizer quase sempre pôr-se na vertical. Mas se olharmos para o esqueleto ideal, construído pelo famoso anatomista Albinus, encontraremos nele apenas duas pequenas seções dispostas mais ou menos verticalmente: as vértebras mais altas do pescoço, e as vértebras lombares que ficam entre o peito e as ancas. Nenhum outro osso, em todo o esqueleto, encontra-se precisamente na vertical (embora os ossos dos braços por vezes fiquem na vertical). Assim, quando dizemos direito, queremos dizer algo diferente, porque não temos uma idéia precisa do significado da palavra em relação ao corpo.

Direito é um conceito estético

A palavra direito é enganosa. Ela não expressa o que é necessário, nem mesmo o que esperamos conseguir ou ver depois que o aperfeiçoamento tiver acontecido. "'Direito", em conexão com postura, é usado num sentido puramente estético e, neste caso, não é útil nem preciso; não serve como critério para a correção de defeitos.

Nem o sentido geométrico de direito servirá melhor, porque é estático. Por mais que uma parte do corpo fosse direita, nem assim poderia concordar com o sentido geométrico da palavra, a não ser que fosse mantida imóvel, na mesma posição, sem mudança nenhuma.

A fim de apreciar por inteiro quão pouco o significado aceito de direito coincide com o que está certo na postura, precisamos considerar o caso de um homem que fraturou a espinha e não consegue endireitá-la mais. Como é que ele irá ficar ou sentar-se? Será que uma pessoa defeituosa não pode usar seu corpo adequadamente, com eficiência e graça? Há muitos aleijados cuja habilidade, a esse respeito, sobrepassa à das pessoas sãs. Há pessoas que sofreram dano severo na sua estrutura óssea e, no entanto, seus movimentos são excepcionais em matéria de força, precisão e graça. Mas o conceito de direito não pode ser aplicado a eles de forma nenhuma.

Esqueleto, músculos e gravidade

Segue-se que qualquer postura é aceitável, contanto que não entre em conflito com a lei da natureza: a estrutura esquelética deverá contrapor-se ao empuxo da gravidade, deixando os músculos livres para o movimento. O sistema nervoso e a estrutura esquelética desenvolvem-se juntos, sob a influência da gravidade, de tal forma que o esqueleto manterá o corpo sem dispêndio de energia e apesar do empuxo da gravidade. Se, de outra parte, os músculos têm que realizar o trabalho do esqueleto, eles não apenas usam desnecessariamente energia, como são impedidos de realizar sua função principal que é a de mudar a posição do corpo ou de suas partes, isto é, produzir movimento.

Nas posturas impróprias, os músculos estão executando uma parte do trabalho dos ossos. A fim de corrigir a postura, é importante descobrir o que distorceu a reação do sistema nervoso à gravidade, a que cada parte de todo o sistema tem que se ajustar desde que o Homem existe.

A fim de alcançar qualquer compreensão prática deste problema, precisamos examinar e esclarecer os conceitos usados acima. Vejamos primeiro qual é a resposta correta do sistema à gravidade.

Relaxamento: um conceito freqüentemente mal compreendido

Consideremos a mandíbula. A maior parte das pessoas mantém a boca fechada quando não está falando, comendo ou fazendo alguma coisa com ela. O que é que mantém a mandíbula encostada contra o maxiliar superior? Se o relaxamento, que hoje está tão na moda, fosse a condição correta, então a mandíbula deveria ficar livremente pendurada e a boca permaneceria bem aberta. Mas este estado último de relaxamento só é encontrado em indivíduos que nasceram idiotas ou em casos de choques paralisantes.

É importante compreender como uma parte essencial do corpo como mandíbula, pode ficar no seu lugar, suportada por músculos que trabalham incessantemente, sempre que estamos acordados; no entanto, não temos a sensação de estar fazendo força alguma ao manter nossa boca fechada. A fim de deixar nossa mandíbula cair livremente, temos que aprender a inibir os músculos correspondentes. Se você tentar relaxar a mandíbula, até que pelo seu próprio peso ela abra a boca, você verá que não é fácil. Se bem sucedido, você poderá observar que há mudanças de expressão também na face e nos olhos. É bem provável que você descubra ao fim deste experimento, que sua mandíbula está habitualmente fechada com esforço excessivo.

Talvez você descubra também a origem dessa tensão excessiva. Observe o retorno da tensão depois que a mandíbula se relaxou, e você descobrirá quão infinitamente pouco o homem conhece de seus próprios poderes e sobre si mesmo em geral.

Os resultados desta pequena experiência poderão ser importantes para uma pessoa razoável, mais importante até do que cuidar de seus negócios, porque a sua habilidade em ganhar a vida poderá melhorar quando descobrir o que é que reduz a eficiência da maior parte de suas atividades.

A ação dos músculos antigravitacionais é inconsciente

A mandíbula não é a única parte do corpo que não cai. A cabeça tampouco cai para a frente. Seu centro de gravidade (situa-se aproximadamente entre as orelhas) é bem posterior à área pela qual descansa sobre a espinha, porque a face e a parte anterior do crânio são mais pesados do que a parte posterior da cabeça. A despeito desta estrutura, a cabeça não cai para a frente; deve haver alguma organização neste esquema que a mantém levantada.

Se relaxarmos os músculos da nuca completamente, então a cabeça cairá para sua posição mais baixa, com o queixo descansando no peito. No entanto, não há consciência de esforço enquanto estes músculos da nuca estão contraídos a fim de manter a cabeça ereta. Se você experimentar com o dedo os músculos da barriga da perna, estando de pé, você os encontrará fortemente contraídos. Se eles estivessem inteiramente relaxados, o corpo cairia para a frente. Na boa postura, os ossos da perna — do joelho para baixo — formam um pequeno ângulo adiante da vertical, e a contração dos músculos da barriga da perna impedem o corpo de cair para a frente.

Ficamos de pé sem saber como

Assim, não temos consciência de esforço ou de atividade nenhuma nos músculos que trabalham contra a gravidade. Podemos percebê-los apenas quando interrompemos ou reforçamos sua ação, isto é, quando a mudança voluntária é feita em plena consciência. A contração permanente normalmente presente antes que qualquer ação intencional seja executada, não é registrada por nossos sensores. Os impulsos elétricos que provêm de diferentes fontes dentro do sistema nervoso, combinam-se complexamente. Um destes grupos produz ação deliberada; o outro grupo controla a contração nos músculos antigravitacionais, até que o trabalho feito por eles contrabalance com precisão o empuxo da gravidade.

A postura ereta é mantida por uma parte antiga do sistema nervoso

O estudo dos membros e partes do corpo, como os ombros, olhos, pálpebras, etc., mostra que seus músculos trabalham constantemente, trabalho que não é percebido e que não se deve a nenhum esforço consciente. Por exemplo, quantas pessoas percebem que suas pálpebras estão elevadas e conseguem sentir seu peso? Este peso se sente apenas nos momentos entre a vigília e o sono, quando de repente se torna difícil manter os olhos abertos: isto é, quando um esforço súbito se faz necessário para manter os olhos abertos. Enquanto estamos de pé, as pálpebras não caem apesar do seu peso. A posição ereta e tudo o que ela envolve, é organizada por uma secção especial do sistema nervoso, que realiza um trabalho grande e complicado, do qual apenas algumas dicas chegam à consciência. Esta secção é uma das mais velhas na evolução da espécie humana; é com certeza mais antiga que o sistema voluntário e, inclusive, situa-se fisicamente abaixo dele.

O elo entre o instinto e a intenção

A boa postura deveria portanto ser privilégio de qualquer pessoa, nascida sem defeitos graves. Além disso como a organização desta postura é executada por um sistema que trabalha automaticamente, independente da vontade individual, todos os seres humanos deveriam ficar de pé do mesmo jeito, assim como um gato se põe como todos os outros gatos, e como todos os pardais voam exatamente do mesmo modo.

Mas a realidade, de regra, é, ao mesmo tempo, mais simples e mais complexa do que parece à primeira vista. Gostamos de pensar que o instinto é algo totalmente separado do conhecimento e da compreensão. Acreditamos que a abelha, a aranha e os outros engenheiros do reino animal, executam seus atos por instinto e automaticamente, sem nenhuma necessidade de aprender coisas que só conseguimos fazer com auxílio do nosso cérebro, consciência e vontade, e só depois de muito estudo elaborado. Isto é verdade em parte, apenas. Nem mesmo o instinto opera de todo automaticamente, e as coisas que fazemos deliberadamente, não são totalmente divorciadas do instinto.

A capacidade de aprender substitui no homem os instintos dos animais

Os instintos humanos enfraqueceram se comparados com os dos animais. Nem toda criança começa a respirar no momento em que nasce, e às vezes, uma ação vigorosa precisa ser realizada, antes que o bebê respire pela primeira vez. O mesmo se aplica à sucção. Muitas crianças têm que ser encorajadas e estimuladas, antes que sobrevenha um primeiro impulso que a fará sentir a urgência e a habilidade para satisfazer uma necessidade vital. O Homem não tem instintos claros ou inequívocos a guiá-lo, seja no andar ou outros movimentos, ou mesmo na atividade sexual. Sua capacidade de aprender, por outro lado, é incomparavelmente maior do que a de qualquer outra criatura viva. Os instintos mais fortes dos animais não lhes permitem cessar ou resistir à ação instintiva e, obviamente, a sua mudança não é fácil de conseguir, nem é permanente.

Nossa habilidade para aprender, entretanto, que envolve o desenvolvimento de novas respostas a estímulos familiares, como resultado da experiência, é uma característica especial do Homem. Ela nos serve, no lugar de instintos poderosos, mesmo onde as mais leves mudanças sobrevêm somente com grande dificuldade.

O homem aprende principalmente com a experiência, os animais principalmente com a experiência da sua espécie

A função da fala servirá como um bom exemplo para ajudar-nos a compreender as nossas outras funções. Toda criança nascida sem grandes defeitos, tem o esqueleto, os músculos e o equipamento nervoso que lhe permite aprender a falar através de ouvir e imitar sons. Os animais com seus instintos mais fortes, por outro lado, têm pouca necessidade de aprender. Os mecanismos executores estão ligados quase desde o nascimento, aos mecanismos ordenadores do sistema nervoso. As conexões no sistema nervoso são predeterminadas, e um mínimo de experiência é requerido para imprimir a função permanentemente. Assim, o rouxinol canta a mesma canção no Japão e no México. (Isto pode não ser absoluta e cientificamente preciso, mas é suficiente para o nosso propósito.) As abelhas constróem suas colméias de acordo com o mesmo padrão, seja onde for que aconteça de viverem; e todo animal, em cujas veias corre sangue de cachorro, latirá, mesmo que tenha também sangue de lobo ou chacal.

Mas, no homem, não há padrão de fala, fixado no nascimento; a fala desenvolve-se e cresce anatômica e funcionalmente ao mesmo tempo. Uma criança falará Chinês se crescer na China; ou aprende qualquer língua que seja apropriada às suas circunstâncias. Onde quer que seja, ela tem que formar, através da sua experiência pessoal, as conexões entre as células do sistema nervoso e os músculos de que ela necessita para falar.

De início, estas células são providas somente com o poder de estabelecer livremente qualquer padrão de combinação que a experiência proporcionar. Estes padrões, criados pela experiência do indivíduo e não pela experiência coletiva da raça humana, são permanentes somente na medida em que a experiência é estável. É possível esquecer até mesmo a língua natal. E não é muito difícil aprender outra língua.

Experiência individual

Mas são as tentativas iniciais para falar que têm a maior influência no desenvolvimento da boca e na força relativa das cordas vocais. Cada tentativa subseqüente para aprender uma nova língua será obstaculizada pelas primeiras experiências, e será mais difícil acostumar-se às formas novas. Aprender uma nova língua é mais difícil também pela existência de modos de falar que impedem novas combinações de movimentos dos músculos da boca e garganta, por já terem adquirido a tendência a continuar automaticamente os padrões anteriores.

O homem tem um poder maior de ajustamento

Estas observações nos ajudarão a entender porque a postura ereta e o andar podem ser tão diferentes nas diferentes pessoas, embora sejam controladas por uma parte do cérebro cujas funções estão mais intimamente ligadas à ação instintiva que à ação voluntária. Ficar de pé, como a fala, não tem conexões prontas de células do sistema nervoso, embora o andar se estabeleça antes que a fala. Nesta função, também, o Homem ajusta-se com mais liberdade às suas circunstâncias do que alguns animais de rebanho, por exemplo, que podem andar, correr, cair e endireitar-se novamente, poucos minutos após o nascimento, qualquer que seja a região onde tenham nascido.

Aspectos dinâmicos da postura

Na medida em que consideramos o ficar de pé e o estar sentado como condições estáticas, é difícil descrevê-las de um modo que possa conduzir ao aperfeiçoamento. Se é isto o que procuramos, devemos examinar seu aspecto dinâmico. Do ponto de vista dinâmico, *cada postura estável é uma de uma série de posições que constituem um movimento.* Movendo-se de um lado para o outro, um pêndulo passa pela posição de estabilidade em velocidade máxima. Quando ele está na posição estável, na metade do seu caminho, permanece lá, sem mover-se, até que alguma força de fora seja aplicada sobre ele. Esta posição estável não requer energia para sua manutenção. Andando, levantando-se ou sentando-se, o corpo humano passa também, de tempos em tempos, pela posição ereta estável, que não requer energia. Entretanto, nos casos nos quais os movimentos não estão perfeitamente ajustados à

99

gravidade, a passagem do corpo pela posição estável não é claramente definida, e os músculos continuam a realizar esforços supérfluos.

Para manter as posturas de pé e sentada, não são requeridos esforços, pois são posturas de estabilidade. Na posição estável, apenas um mínimo de energia é requerido no caso de se começar qualquer movimento; e nenhum, para se continuar nela.

Controle automático e controle voluntário

A maior parte das dificuldades práticas e teóricas desaparecem, quando a devida consideração é dada ao fato de que os músculos voluntários, que respondem à nossa intenção, reagem também às ordens de partes inconscientes do sistema nervoso. Sob condições comuns, o controle automático acontece, embora o controle voluntário possa vir a qualquer momento que se queira. Quando a reação mais rápida possível é necessária, como quando há perigo de queda ou de vida, o sistema automático fará todo o trabalho, antes mesmo que possamos entender o que está acontecendo. Nós precisamos somente escorregar em uma casca de banana para descobrir que nosso corpo endireita-se por si mesmo, em um movimento reflexo do qual o controle voluntário não está nem mesmo consciente.

Sabemos se estamos em uma posição estável, pela sensação cinestésica de nossos músculos. Se é o sistema voluntário que está controlando os músculos, estamos em uma posição estável; se o controle muda para o sistema automático e o controle voluntário pára por um momento, a posição não é mais estável. O controle voluntário retornará tão logo o sistema automático traga o corpo de volta à posição estável.

A origem da distorção das sensações

Qualquer coisa que tenda a diminuir a sensibilidade do poder de discriminação, retardará as respostas aos estímulos. A postura será reajustada, somente quando sua divergência da posição estável for considerável, isto é, quando o ajustamento tiver se tornado mais urgente e necessitar mais esforço muscular. Isto reduz mais ainda a consciência acurada da mudança; o sistema inteiro de ação e controle tomou dimensões toscas. Com o tempo, haverá sérias falhas no controle e até dano ao sistema. Uma das causas originais deste curso de eventos é a dor, que pode ter origem física ou emocional. A dor que mina gradativamente a confiança no corpo e no eu, é a causa principal dos desvios da postura ideal. Dor desta natureza reduz o valor do indivíduo a seus próprios olhos. A tensão nervosa aumenta, o que, por sua vez, reduz a sensibilidade uma vez mais; assim, nós não sentimos os contínuos pequenos desvios da posição ideal, nem os músculos tensos, nem sequer temos consciência do esforço que fazemos para mantê-los assim. O controle pode tornar-se tão distorcido que, pensando que não estamos fazendo nada, estamos de fato, forçando nossos músculos desnecessariamente.

Sensibilidade na ação voluntária

Parece razoável supor que se aumentarmos o grau de nossa consciência de esforço muscular, quando nossos músculos estão trabalhando voluntariamente, aprenderemos a reconhecer os esforços musculares que, por força do hábito, não percebemos. Se quisermos libertar-nos de esforços supérfluos, deveremos reconhecer a posição estável ideal com clareza. Então, teremos "retornado" ao estágio no qual todo esforço muscular consciente, para manter o equilíbrio, é mantido somente pelas partes mais velhas do sistema nervoso, que encontrarão para nós as melhores posições possíveis, compatíveis com nossa estrutura física herdada.

A dinâmica do equilíbrio

Voltemos ao ponto de vista dinâmico da estabilidade física, para aprendermos dele o mais possível. Vimos que a posição estável de um pêndulo, está na metade do seu caminho, quando o empuxo da gravidade procura segurá-lo numa posição puramente vertical. A força que, de início, o fazia oscilar, é finalmente absorvida pela fricção; os movimentos vão se tornando progressivamente menores, até que o pêndulo descanse na posição estável; ele pode ser movido por um mínimo de força que se lhe aplique, em qualquer direção diferente da vertical. Isto é igualmente verdade para qualquer corpo em estado de equilíbrio. Assim, uma árvore, por exemplo, que tenha crescido, voltará a sua copa para qualquer que seja a direção em que o vento sopre. Do mesmo modo, uma boa postura de pé é aquela na qual um esforço muscular mínimo moverá o corpo com igual facilidade, para onde se queira. Isto significa que na posição de pé, não deve haver esforço muscular derivado do controle voluntário, quer este esforço seja conhecido e deliberado, ou apagado pelo hábito.

Balançando de pé

Fique de pé e deixe seu corpo balançar levemente de um lado para o outro, como se fosse uma árvore curvada pelo vento. Preste atenção ao movimento da espinha e da cabeça. Continue a fazer de 10 a 15 pequenos e sossegados movimentos, enquanto observa a conexão entre estes movimentos e a respiração. Então, tente movimentos semelhantes, para a frente e para trás. Você observará logo que o movimento para trás é mais fácil e maior, na maior parte das vezes, do que o movimento para a frente, durante o qual uma certa quantidade de esforço será sentida nos tornozelos.

Os pontos de esforço variam conforme a pessoa. Somente em casos raros, a pessoa será tão perfeita na organização de todos os músculos do peito — incluindo os músculos dos ombros, da clavícula, da nuca, as costelas e o diafragma, a ponto de mostrar um relacionamento contínuo entre os movimentos para a frente, para trás e a respiração, comparável ao que mostrou nos movimentos para os lados.

Agora, mova o corpo de modo que o alto da cabeça trace um círculo em um plano horizontal. Continue até sentir que todo o trabalho está sendo feito pela metade inferior das pernas e que todo o movimento pode ser sentido nos tornozelos. Tente balançar, novamente, para os lados, para trás e para frente e em círculos, nas duas direções, mas desta vez, com o peso do corpo descansando principalmente sobre o pé direito, enquanto apenas o dedão do pé esquerdo toca o chão. A perna esquerda não toma parte no movimento, exceto na medida em que ajuda o corpo a manter o equilíbrio e torna possível executar os movimentos com precisão, sem interferir com a respiração. Repita estes movimentos, com o peso no pé esquerdo. Repita cada um destes movimentos de 20 a 30 vezes, até que possam ser executados tão macia e confortavelmente quanto possível.

Movimento sentado

Sente-se na beirada do assento de uma cadeira. Coloque os pés no chão, bem separados, relaxe os músculos das pernas até que os joelhos possam mover-se para os lados e também para a frente, num movimento fácil de tornozelos. Nesta posição, mova o tronco de um lado para o outro, até obter um movimento leve de balanço, coordenado com uma respiração igualmente leve. Depois de uma pausa, inicie movimentos semelhantes para a frente e para trás, até tornar-se consciente do movimento nas articulações da coxa e da pélvis e dos movimentos para frente e para trás dos joelhos.

Agora, mova o tronco circularmente, de tal modo que o topo da cabeça descreva um círculo, descansando a cabeça sobre a espinha, como se esta fosse um bastão. Não deve haver mudanças na posição relativa das vértebras, a espinha se movendo como se estivesse fixa na cadeira, na sua extremidade inferior, perto do cóccix, e com a cabeça balançando na sua extremidade superior; a cabeça desenha seus círculos como se a espinha fosse a linha de delimitação de um cone, de cabeça para baixo. Inverta a direção do movimento e continue até que desapareçam todos os obstáculos e ele se torne contínuo, fluído e leve.

O elo dinâmico entre estar sentado e estar de pé

Alcançamos agora o ponto mais importante de todos: o elo dinâmico entre estar sentado e estar de pé. Muitas pessoas sentem que mudar de sentado para de pé exige esforço; sem saber, realizamos este esforço, contraindo os músculos da parte de trás do pescoço, puxando a cabeça para trás e o queixo para a frente. Este esforço muscular supérfluo decorre da necessidade de endurecer o peito, ligada ao esforço a ser feito pelas pernas. principalmente os extensores dos joelhos, os músculos que endireitam os joelhos. Veremos que este esforço também é supérfluo. Todos estes movimentos indicam a intenção de levantar-se, por meio de um vigoroso movimento de cabeça, que "puxa" para cima todo o peso do tronco.

Em relação aos controles voluntário e reflexo, a interferência consiste na pressão dos pés sobre o assoalho, num movimento voluntário, que é feito antes que o centro de gravidade do corpo tenha se movido para a frente, até se situar sobre a sola dos pés. Quando o centro de gravidade realmente tiver se movido para a frente, pesando sobre os pés*, um movimento reflexo originar-se-á no velho sistema nervoso e endireitará as pernas; este movimento automático não será sentido como um esforço. A pressão consciente dos pés sobre o chão, usualmente acontece cedo demais, antes que o estímulo reflexo alcance intensidade adequada. Como o controle voluntário é soberano nos movimentos lentos, ele corre o risco, neste caso, de interferir com controle reflexo primitivo, impedindo que o movimento seja executado de modo natural, orgânico e eficiente. Nossa percepção deve discernir esta necessidade orgânica. Tal discernimento é talvez o mais verdadeiro "conhecimento de si".

A interferência que se desenvolve é a seguinte: quando os pés são pressionados para baixo, cedo demais, na tentativa de endireitar as pernas, a pélvis está fortemente segura no lugar, e sua parte superior pode até estar empurrada um pouco para trás. O levantar-se se faz pelos músculos do estômago, que puxam a cabeça para a frente e para baixo. Mas o corpo cairá para trás, voltando para a posição sentada, se o momento deste movimento for insuficiente para levantar o peso da pélvis sobre as pernas, que estão enrijecidas numa posição inflexível, que não permite a flexão dos joelhos nem das juntas dos tornozelos. Tal falha para completar o movimento, pode ser observada entre os velhos ou fracos, que não são fortes o suficiente para executar os esforços supérfluos descritos, em adição ao esforço necessário para levantar-se, embora este último seja relativamente pequeno e dentro da capacidade, mesmo das pessoas velhas ou fracas.

Meça seus enganos e melhore

Sente-se e coloque uma balança de banheiro sob os pés, antes de começar o exercício

---

* N. da. T. — O estímulo adequado para desencadear o reflexo (medular), de endireitamento das pernas, é a pressão sobre a sola dos pés.

seguinte. Levante-se de seu jeito costumeiro. Quando você colocar os pés na balança, observará que a agulha mover-se-á até um ponto, marcando aproximadamente um quarto de seu peso, que é o peso de suas pernas. Levante-se e observe a agulha, enquanto você está fazendo isso. A agulha balançará para longe do ponto que marca seu peso, retornando a um ponto mais baixo, oscilando para a frente e para trás e finalmente descansando. Quando você julgar que melhorou no levantar-se, confira novamente com a balança. Se o movimento agora, for eficiente, você verá que o ponteiro se move gradualmente, paralelo ao seu movimento de levantar-se, e não balança mais. Isto mostra que o movimento não envolve mais aceleração supérflua. Se você tentar calcular quanto de esforço foi gasto, verá quão pouco é necessário para levantar-se adequadamente.

Sente-se novamente na extremidade dianteira de uma cadeira e deixe seu corpo balançar para a frente e para trás, em movimentos que se fazem cada vez mais amplos, mas sem qualquer aumento repentino de esforço em ponto algum. Evite toda intenção direta de se levantar, pois isto resultará em um retorno inconsciente à sua maneira habitual de levantar-se. Agora, nenhum esforço maior do que o envolvido no movimento de balanço, é exigido para levantar-se. Como isto é feito? Aqui há várias sugestões, que valem a pena ser tentadas, mesmo se você tiver sucesso com a primeira:

1. *Evite a mobilização consciente dos músculos das pernas.* Durante o movimento para a frente, pense em levantar os joelhos e os pés do chão, de modo que o balanço para a frente não faça você contrair os músculos da

coxa, cuja função é endireitar as pernas. A contração destes músculos resulta numa pressão crescente dos pés sobre o chão. Agora, a pélvis deixará a cadeira sem qualquer esforço adicional e a posição sentada mudará para a posição de pé.

2. *Evite a mobilização consciente dos músculos do pescoço.* Durante o balanço para a frente e para trás segure o cabelo do alto da cabeça e puxe-o gentilmente, na direção da linha da espinha cervical, tão levemente que você possa sentir se os músculos do pescoço estão sendo tensionados. Quando não há tensão na nuca, no balanço para a frente, não há pressão repentina extra através dos pés e o movimento para a frente trará o corpo, após poucas tentativas, para a posição de pé, sem qualquer mudança na respiração, isto é, sem qualquer esforço supérfluo do peito.
Repetir este exercício, usando a mão esquerda para puxar o cabelo. Costuma haver uma diferença entre as duas mãos.

3. *Acabe com a intenção de levantar-se.* O movimento para a frente deve continuar até o ponto no qual uma tensão é sentida nas pernas e no aparelho respiratório, isto é, até o ponto no qual o movimento rítmico é impedido e o esforço muscular aumenta. Neste ponto, levantar-se não é mais uma continuação do movimento prévio, mas um esforço repentino de arranque. Pare todos os movimentos e permaneça na posição em que o movimento de balanço cessou. Pare a intenção de levantar-se e veja qual parte do corpo se relaxa como resultado. Este é o esforço que era supérfluo e que deve ser corrigido. Isto não é fácil e você terá que prestar bastante atenção para detectá-lo. Se você pára a intenção de se levantar, a posição torna-se tão confortável quanto

sentar-se, e torna-se igualmente fácil completar o movimento até a posição de pé ou voltar a sentar-se de novo.

4. *Movimentos rítmicos dos joelhos.* Sente-se na extremidade de uma cadeira, coloque os pés no chão confortavelmente, bastante separados. Agora comece a mover os joelhos para dentro e para fora, várias vezes, até que o movimento se torne rítmico, regular e fácil. Pegue o cabelo do topo da cabeça e conduza-se para a posição de pé, sem qualquer interrupção no movimento dos joelhos. Se o corpo não estiver organizado apropriadamente, os movimentos dos joelhos vacilarão, mesmo que por um só momento ou você tentará levantar-se no exato momento em que os joelhos estão em uma das posições extremas do seu movimento, ou o mais separados possível, ou o mais intimamente juntos. Em qualquer uma destas posições, os joelhos podem cessar seu movimento, sem que se perceba.

5. *Separar a ação da intenção.* Uma das exigências para melhorar a ação é separá-la da intenção, como no exercício seguinte, que é ao mesmo tempo, um auxílio para o aprendizado e um meio de testar a qualidade da ação realizada.

Sente-se em uma cadeira como antes, com as costas de uma outra cadeira em frente a você. Descanse as mãos nas costas da cadeira em frente e, em vez de pensar em se levantar, pense em erguer seu assento, ao mesmo tempo, levante-se. Agora, de pé, coloque as mãos nas costas da cadeira que está na sua frente e, em vez de pensar em sentar-se, pense que você irá baixar as nádegas até o assento. Complete o movimento com isto na mente.

Colocar o assento na cadeira é um meio de sentar-se, do mesmo modo que levantá-lo é um meio de levantar-se. Deste modo, sua atenção está focalizada nos meios pelos quais a ação se realiza, não na intenção de realizá-la. Muitas pessoas são capazes de se levantarem ou sentarem deste modo, sem pensarem no que estão fazendo. A ação é executada apropriadamente se não há diferença quando quem a realiza, pensa sobre a intenção ou sobre os meios de executá-la. Quando a ação é defeituosa, um observador pode distinguir imediatamente qual dos dois modos de pensar, o executante da ação está seguindo durante o movimento.

A concentração no objetivo pode causar tensão excessiva

É fácil mudar a atenção do objetivo de uma ação simples para os meios de realizá-la. Numa ação complicada, quanto maior o desejo de conseguir o objetivo, maior será a diferença na realização, de acordo com cada modo de pensar que for adotado.

Um desejo forte demais pelo objetivo, freqüentemente causa tensão interna. Esta tensão não somente dificulta a consecução do objetivo almejado, mas pode mesmo comprometer a vida, se — por exemplo — ao atravessar uma estrada, quando o objetivo é tomar um ônibus do outro lado, a atenção é desviada completamente pelas circunstâncias.

A realização é melhorada pela separação do objetivo e dos meios

Na maior parte dos casos em que a ação está ligada a um desejo forte, a sua eficiência pode ser melhorada, separando o objetivo dos meios para realizá-la. Um motorista que esteja numa corrida desesperada para chegar ao seu destino, por exemplo, sair-se-á melhor se confiar o volante a um homem que é um bom motorista, mas não desesperado para chegar.

109

Obstáculos sérios à performance podem ocorrer quando tanto a ação, como a realização do objetivo dependem da parte antiga do sistema nervoso — antiga no sentido da evolução — sobre a qual nosso controle é involuntário. Estas ações poderiam incluir o sexo, pegar no sono, a evacuação dos intestinos. A ação deve ser realizada como se os objetivos fossem os meios e, algumas vezes, como se os meios fossem os objetivos. É bom, portanto, estudar este problema quando o objetivo e os meios são simples, para aplicar a compreensão assim conseguida, nas ações mais importantes.

A força eficiente age na direção do movimento

Sente-se na beirada de uma cadeira e coloque as pontas dos dedos da mão direita no alto da cabeça. O contato deveria ser leve o bastante para detectar mudanças de tensão na nuca. Levante e abaixe o queixo (pelos movimentos dos músculos da nuca e do pescoço) e observe se as pontas dos dedos registram o movimento da cabeça.

Aumente os movimentos da cabeça para frente e para cima, movendo as juntas da coxa, até que seu traseiro levante da cadeira e você fique de pé, mas sem aumento repentino de esforço nas pernas em qualquer estágio do movimento.

Você verá que o controle do movimento pelas pontas dos dedos e a suave ação para cima a fim de ficar de pé, organizaram os músculos do peito de modo que as costelas e o peito pendem da espinha e não estão endurecidos pelos músculos.

Para que a espinha tome o peso do peito e a respiração esteja livre durante o movimento inteiro, o esforço feito pelos músculos nas juntas da coxa deve ser dirigido de tal forma que a força resultante irá através da espinha. Não devem se desenvolver forças parasitas, para que não sejam produzidas mudanças no ângulo formado pelas vértebras do pescoço e a cabeça, ou induzidas curvaturas na espinha.

Antes que possa se tornar preciso e eficiente, a prática deve aumentar o sentimento de facilidade e poder, até que você não mais tente segurar-se, prendendo a respiração ou tensionando seu peito. A tendência a segurar a respiração é instintiva, parte de uma tentativa para evitar o estabelecimento de esforços de cisalhamento — forças tendentes a mudar a direção das vértebras horizontalmente, fora do alinhamento vertical da coluna espinhal, que elas constituem.

Falta de escolha torna a sobrecarga habitual

Quando esforços supérfluos são investidos em qualquer ação, não convém inventar desculpas, mas dispor-se a dispender esforços que não são confortáveis, nem agradáveis ou desejáveis. A falta de decisão entre fazer um esforço ou não, faz com que uma ação se torne um hábito e, no fim, nada pareça mais natural que aquilo a que a pessoa está acostumada, mesmo se é oposto a toda razão ou necessidade.

O hábito torna mais fácil persistir em uma ação e, por esta razão, é extremamente valorizado, em geral. Não obstante, nós facilmente superestimamos os hábitos, até que a autocrítica seja silenciada ou nossa habilidade para discernir diminua, o que gradualmente nos torna como máquinas, agindo sem pensar.

111

LIÇÃO 2

QUE AÇÃO É BOA?

A ação eficiente melhora o corpo e sua capacidade para agir

A efetividade de uma ação é julgada por todos, primeiramente pelo simples critério da consecução de seu propósito. Mas este teste não é suficiente. A ação deve também melhorar um corpo que vive e se desenvolve, pelo menos à medida em que a mesma ação possa ser realizada mais efetivamente na próxima vez. Por exemplo, é possível apertar um parafuso com uma faca de cozinha, mas ambos, a faca e o parafuso, ficarão danificados. O corpo humano é capaz de tantos tipos de movimento e ação, que é difícil definir brevemente quais movimentos são efetivos, e cada definição é limitada por ser supersimplificada. Entretanto, tentaremos tornar claro o que faz uma ação bem realizada.

A reversibilidade é a marca do movimento voluntário

Se nós simplesmente movemos a mão da esquerda para a direita e voltamos novamente, a uma velocidade média, todos concordaremos que o movimento é satisfatório, se for possível interrompê-lo e invertê-lo em qualquer ponto, continuá-lo novamente na direção

113

original ou partir para algum movimento inteiramente diferente.

Esta qualidade é inerente ao tipo simples de movimento descrito, mesmo que não saibamos disso, e é encontrado em todos os movimentos plenamente conscientes e deliberados; nos referiremos a isto como *reversibilidade*. Um tapinha no tendão abaixo da rótula do joelho, produz um puxão na perna, que é inteiramente um reflexo, um movimento que não podemos deter, reverter ou mudar. O mesmo se aplica a movimentos clônicos, tremores ou espasmos. Nenhum deles é reversível porque são involuntários.

Movimentos fáceis e leves são bons

Quando consideramos modos de levantar de uma cadeira, *vimos que um bom movimento deliberado é produzido quando não há conflito entre controle voluntário e reação automática do corpo à gravidade, mas ao contrário, quando os dois combinam e se auxiliam mutuamente a realizar uma ação, que parece ter sido dirigida por um centro único*. O controle voluntário é usualmente efetivo em relação a movimentos lentos, à medida em que o movimento não compromete o corpo ou cause tal dor que a reação automática tome lugar, sobrepujando a intenção voluntária.

Vimos também que o simples movimento da mão era bom, sem qualquer conhecimento prévio do que constitui um bom movimento. Como regra, movimentos fáceis e leves são bons.

É importante aprender como transformar movimentos forçados em bons — isto é, em movimentos que são primeiramente efetivos, mas também suaves e fáceis.

Evitar dificuldades estabelece normas comportamentais

Como regra geral, os seres humanos cessam de desenvolver-se ou melhorar suas habilidades, para ajustarem-se às circunstâncias, a partir dos 13 ou 14 anos de idade. As atividades do cérebro, emoções e corpo que são ainda difíceis ou impossíveis nesta idade, permanecerão fora dos limites do habitual. O resultado é que o Homem permanece muito mais limitado na sua capacidade do que precisaria ser. Estas limitações usualmente impõem-se ao indivíduo como resultado das dificuldades encontradas no processo de desenvolvimento social e fisiológico. Quando um indivíduo experimenta repetidamente uma dificuldade, usualmente abandona a atividade que ele achou difícil, na qual não foi bem sucedido ou que, de algum modo, se mostrou desagradável. Ele estabelece uma regra para si mesmo, dizendo, por exemplo "Eu não posso aprender a dançar", ou "Eu não sou sociável por natureza" ou "Eu nunca entenderei Matemática". Os limites que ele estabelece deste modo, para si mesmo, pararão seu desenvolvimento não somente nos campos que ele decidiu abandonar, mas também em outras áreas; podem mesmo influenciar a sua personalidade inteira.

O sentimento de que alguma coisa é "difícil demais" espalhar-se-á e abarcará outras atividades. É difícil estimar ao indivíduo a importância das qualidades que lhe faltam e das coisas que ele nunca tenta; desse modo, as perdas em que ele incorre sem saber, são incalculáveis.

Não há limite para o desenvolvimento

O Homem que se acostumou a ler sob a luz de uma tocha ou de um lampião, sentiu que a vela de cera era o aperfeiçoamento final e não prestou atenção à fumaça, fuligem e cheiro que ela soltava. Quando consideramos o desenvolvimento posterior da luz artificial, vemos que os limites que estabelecemos eram ditados somente pela nossa ignorância. Cada vez que expandimos os limites de nosso conhecimento, da nossa sensibilidade ou da precisão de nossas ações, aumenta também os limites do que é considerado natural e normal.

Quanto mais um indivíduo avança no seu desenvolvimento, maior será sua facilidade de ação, facilidade como sinônimo de organização harmoniosa dos sentidos e dos músculos. Quando a atividade está livre de tensão e esforços supérfluos, a facilidade resultante favorece uma sensibilidade maior e melhor discriminação, o que torna a ação ainda mais fácil. A pessoa será capaz agora de identificar esforços desnecessários mesmo nas ações que lhe parecem fáceis. À medida em que a sensibilidade na ação é refinada, ela continua crescentemente delicada, mas até um certo ponto. Para ultrapassar este limite, a organização da personalidade inteira deverá melhorar. Neste estágio, o desenvolvimento não mais será conseguido lenta e gradualmente, mas acontecerá de repente. A facilidade de ação é desenvolvida até o ponto em que se torna uma qualidade nova, com novos horizontes.

Suponha que um ator, locutor ou professor que sofra de rouquidão, comece a estudar meios de melhorar e desfazer-se do seu mal. Ele começará tentando localizar o excesso de esforço no aparelho respiratório e garganta. Quando aprender a reduzir o esforço supérfluo e a falar mais facilmente, ele notará, para sua surpresa, que faz esforços desnecessários nos músculos da língua e mandíbula, esforços de que ele não era consciente antes, e que contribuíam para a sua rouquidão. Assim, a facilidade de realização em uma área, tornará a observação mais precisa em áreas correlatas.

Quando ele continuar a praticar suas novas possibilidades e conseguir usar os músculos da língua e mandíbula sem esforço, descobrirá que estava usando somente a parte de trás da boca e da garganta, para produzir a voz. Isto envolve um esforço maior na respiração, porque uma pressão de ar maior será necessária, para forçar a voz através da boca. Quando ele aprende a usar a parte da frente da boca, falar tornar-se-á mais fácil e ele descobrirá que melhorou também no uso dos músculos do peito e diafragma.

Nesta fase, descobrirá, para sua surpresa, que a interferência com os músculos do peito, diafragma e da frente da boca, era devida à tensão contínua nos músculos da nuca, que forçavam a sua cabeça e o queixo para a frente, e distorciam a respiração e os órgãos da fala. Isto o conduzirá a descobertas posteriores, ligadas ao modo de ficar de pé e se mover.

Tudo isto mostra que a personalidade total está envolvida no falar adequado. Mas, mesmo estas descobertas, as melhoras que trazem, a facilidade de ação que resulta daí, não são ainda a história toda. O homem descobre que a sua voz, limitada previamente a uma única oitava, conseguiu agora alturas maiores e menores. Ele descobre uma qualidade inteiramente nova na voz e percebe que pode cantar. Isto, de novo, abre novas possibilidades em campos mais amplos e revela capacidades com as quais ele jamais havia sonhado antes.

O uso dos músculos grandes para o trabalho pesado

Para o trabalho pesado de mover o corpo, devem ser usados os músculos apropriados.

Se observarmos cuidadosamente, veremos que os músculos maiores e mais fortes estão ligados à pélvis. A maior parte do trabalho é feita por estes músculos, particularmente pelas nádegas, coxas e abdominais. Do centro do corpo, aos membros, os músculos tornam-se gradualmente mais delgados. Os músculos dos membros tendem a dirigir seus movimentos com precisão, enquanto a força principal dos músculos pélvicos é conduzida pelos ossos dos membros, até o ponto em que começam a operar.

Em um corpo bem organizado, o trabalho feito pelos músculos grandes prossegue através dos ossos e dos músculos mais fracos, mas sem perder muito do seu poder no caminho.

As forças que trabalham em ângulo com a direção principal causam danos

Sob condições ideais, o trabalho feito pelo corpo passa longitudinalmente pela espinha e pelos ossos dos membros, numa linha tão próxima a uma linha reta quanto possível. Se o corpo forma ângulos com a principal linha de ação, parte do esforço feito pelos músculos pélvicos não encontrará o ponto para o qual é dirigido; além disso, os ligamentos e as articulações sofrerão danos. Se, por exemplo, empurramos alguma coisa com a mão, com o braço completamente estendido, a força dos músculos pélvicos operarão diretamente através do braço e da mão. Se, entretanto, o braço está encurvado em ângulo reto com o cotovelo, a força da mão não pode ser maior do que a do antebraço sozinho. A ação torna-se difícil e desconfortável, porque a força dos músculos grandes não pode ser útil, desde que está quase que inteiramente absorvida pelo corpo.

Quando a força dos músculos pélvicos não consegue ser transmitida pela estrutura do esqueleto, através dos ossos, torna-se difícil abster-se de endurecer o peito, para permitir aos músculos direcionais realizar pelo menos uma parte do trabalho, que poderia ser feito com facilidade pelos músculos pélvicos. Boa organização corporal torna possível executar a maior parte das ações comuns sem qualquer sensação de esforço.

Caminhos da ação ideal

A via de ação ideal para o esqueleto, quando ele se move de uma posição para outra — isto é — de sentado para de pé ou de deitado para sentado — é o caminho através do qual poderia mover-se se não existissem músculos, se os ossos estivessem em conexão somente por ligamentos. Para levantar-se do chão pelo caminho mais curto e eficiente, o corpo deve ser organizado de tal modo que os ossos sigam o caminho indicado por um esqueleto levantado pela cabeça. Se eles seguem este caminho, o esforço muscular será transmitido através dos ossos e todo o esforço dos músculos pélvicos tornar-se-á trabalho útil.

LIÇÃO 3

ALGUMAS PROPRIEDADES FUNDAMENTAIS DO MOVIMENTO

Nesta lição, nós aprenderemos a reconhecer algumas das propriedades fundamentais dos mecanismos de controle dos músculos voluntários. Você descobrirá que cerca de trinta movimentos lentos, leves e pequenos, são suficientes para mudar o tônus fundamental dos músculos, isto é, o estado de sua contração antes que sejam ativados pela vontade. Uma vez efetuada a mudança de tônus, ela espalhar-se-á pela metade inteira do corpo, que contém a parte originalmente trabalhada. Uma ação se torna fácil de ser realizada e os movimentos se tornam leves, quando os músculos grandes do centro do corpo fazem a parte principal do trabalho, e os membros somente dirigem os ossos para a finalidade do esforço.

Examine cuidadosamente o estado do seu corpo

Deite-se de costas. Coloque as pernas separadas, a uma distância confortável. Estique os braços, acima da cabeça, pouco separados, de tal modo que o braço esquerdo esteja aproximadamente em linha reta com a perna esquerda e o braço direito com a perna direita.

Feche os olhos e tente observar as áreas do corpo que estão em contato direto com o chão. Preste atenção no modo como os calcanhares tocam o chão; se a pressão sobre eles é igual e se o ponto de contato está exatamente nos mesmos pontos em ambos. Do mesmo modo, examine o contato dos músculos da barriga da perna com o chão, a parte de trás dos joelhos, as articulações da coxa, as costelas flutuantes, as costelas superiores e as omoplatas. Preste atenção às respectivas distâncias entre os ombros, joelhos, pulsos e o chão.

Uns poucos minutos de observação, mostrarão que há uma diferença considerável entre os dois lados do corpo nos ombros, joelhos, cotovelos, costelas e assim por diante. Muitas pessoas perceberão que nesta posição, seus cotovelos não tocam o chão, ficam suspensos no ar. Os braços não descansam no chão, e torna-se difícil mantê-los nesta posição.

Descubra o trabalho latente dos músculos

Nós temos um cóccix, cinco vértebras lombares, doze dorsais e sete cervicais. Sobre que vértebras da região pélvica, a pressão é mais pesada? Todas as vértebras lombares tocam o chão? Se não, o que as está levantando acima do chão? Sobre qual das vértebras dorsais a pressão é mais pesada? No começo desta lição, muitas pessoas perceberão que duas ou três das vértebras fazem contato claro com o chão, enquanto as outras formam arcos. É surpreendente, porque nossa intenção era deitar no chão para descansar, sem fazer qualquer esforço ou movimento, tanto que, em teoria, cada uma das vértebras e costelas aprofundar-se-ia no chão e o tocaria pelo menos em um ponto. Um esqueleto sem músculos ficaria assim. Parece, entretanto, que os músculos levantam as partes do corpo às quais eles estão presos, sem que tenhamos consciência disto.

É impossível estirar a espinha inteira sobre o chão, sem um esforço consciente, em várias partes dela. Logo que este esforço consciente é negligenciado, as partes afetadas mover-se-ão novamente para cima e para fora do chão. Para assentar a espinha inteira sobre o chão, devemos parar o trabalho que os músculos estão fazendo sem nosso conhecimento. Como devemos fazer isto, se o esforço deliberado e consciente não foi bem sucedido? Devemos tentar um método indireto.

Um novo começo para cada movimento

Deite-se uma vez mais e estire braços e pernas como antes. Provavelmente agora, pelo menos as costas tocarão o chão e talvez também os cotovelos e a parte superior dos braços. Agora eleve o braço direito apenas por um movimento de ombros, até que as costas da mão cessem de tocar o chão, fazendo, de fato, um movimento lento e pequeno. Faça então, o braço descansar sobre o chão e relaxe. Levante o braço outra vez até que as costas da mão deixem o chão. Repita vinte ou vinte e cinco vezes. Cada vez que você levantar e baixar o braço, faça uma pausa completa, para todo movimento e deixe que a vez seguinte seja uma ação inteiramente nova e separada.

Coordenação entre movimento e respiração

Se você prestar bastante atenção, sentirá que as costas da mão movem-se lentamente ao longo do chão, quando o braço se estira, antes de levantar. Quando você já repetiu algumas vezes, perceberá que o movimento está se tornando coordenado com o ritmo respiratório. A elevação e a extensão do braço coincidirão precisamente com o momento em que o ar começa a ser expelido dos pulmões.

Pare e observe

Ao fim de vinte e cinco movimentos, leve os braços vagarosamente para baixo, ao lado do corpo. Assegure-se de que este movimento seja executado em estágios, pois um movimento rápido causará dor no ombro que foi trabalhado. Levante os joelhos e descanse por um momento. Enquanto descansa, observe a diferença que você pode sentir agora entre os lados direito e esquerdo do corpo.

Movimento lento e gradual

Agora volte-se e deite-se sobre o estômago, com as pernas e braços estirados como antes. Levante o cotovelo direito lentamente, até que deixe o chão (agora a mão não levantará necessariamente) e depois deixe o cotovelo descer novamente.

Para executar este movimento, os braços devem estar estirados confortavelmente acima da cabeça, de tal modo que a distância entre as mãos seja menor que a distância entre os cotovelos, que deverão estar ligeiramente dobrados.

Continue a levantar o cotovelo, justamente quando começar a expelir o ar dos pulmões. Repita pelo menos vinte e cinco vezes. Se o movimento é lento e gradual, como deveria, você descobrirá que o cotovelo está agora escorregando com o braço, isto é, ele se estira um pouco, antes de começar a deixar o chão. Quando o cotovelo começar a levantar suficientemente para arrastar o pulso consigo, a mão começará também a deixar o chão.

Eliminar esforços supérfluos

Quando uma pessoa levanta o cotovelo nesta posição, é raro que a mão permaneça relaxada. Muitas pessoas, sem saber, tensionam os extensores (os músculos do lado externo do antebraço) da mão e a mão é levantada formando um ângulo entre as suas costas e o antebraço. Gradualmente, prestando atenção, é possível cessar este esforço muscular supérfluo e não intencional.
Para fazer isto, devemos relaxar os músculos do antebraço, não somente os dos dedos. Quando o relaxamento for completo, a mão soltar-se-á e formar-se-á um ângulo entre a palma e o lado de dentro do antebraço. Se o cotovelo então, estiver levantado, a mão penderá relaxada.

Uso dos músculos das costas

Continue este movimento e levante o braço todo, com o cotovelo e a mão, até sentir que nenhum outro esforço muscular é necessário e que o único esforço vem da região do ombro. Para os ombros levantarem-se mais facilmente do chão, você terá que levar os músculos das costas à ação. O ombro se aproximará e afastará do chão, junto com a omoplata e o lado superior direito do peito.
Deite-se de costas novamente, descanse e observe a diferença no modo como seus ombros, peito e braços fazem, agora, contato com o chão nos lados direito e esquerdo.

Ação simultânea

Estire os braços por sobre a cabeça novamente, mãos separadas. Estire as pernas, pés separados. Muito, muito lentamente, levante, ao mesmo tempo, a perna direita e o braço direito. Um pequeno movimento apenas é necessário, para levantar as costas da mão e o calcanhar do chão. Preste atenção para ver se sua mão e calcanhar retornam ao chão absolutamente juntos ou um depois do outro. Quando você decidir qual deles chega ao chão primeiro, você descobrirá que é o mesmo que se levanta primeiro. Não é fácil conseguir ação absolutamente simultânea neste movimento. Geralmente permanecerá uma pequena discrepância entre o movimento do braço e da perna. Para conseguir alguma precisão, levante o braço justamente quando começar a expelir o ar dos pulmões. Levante a perna quando você começar a expirar. Finalmente, mexa braço e perna quando você expirar. Isto melhorará a coordenação entre os dois membros.

Sentir o estiramento da espinha

Agora, levante o braço e a perna alternadamente. Observe se as vértebras lombares levantam um pouco do chão, quando a perna está levantada sozinha, sem o braço, e se o movimento destas vértebras é afetado quando o braço subir junto com a perna.
As vértebras lombares levantam-se do chão porque a perna é levantada por músculos presos à frente da pélvis. Os músculos das costas estão envolvidos também na elevação destas vértebras. Este trabalho, realizado pelos músculos das costas é necessário ou supérfluo?
Volte a perna para a direita, isto é, volte a articulação da coxa, joelhos e pés para a direita. Agora, muito, muito lentamente, levante a perna nessa posição e observe como a

posição mudada da perna afeta o movimento das vértebras do quadril. Gradualmente, tornar-se-á claro que a perna e o braço são levantados simultaneamente, no momento em que o ar começa a ser expelido dos pulmões, quando o trabalho está sendo feito pelos músculos do estômago e do peito em coordenação. As vértebras lombares não mais levantam, mas são, ao contrário, pressionadas contra o chão. A elevação do braço e da perna torna-se mais fácil e há uma sensação como se o corpo estivesse sendo estirado. Esta sensação de estiramento da espinha acompanha a maior parte das ações do corpo, quando elas são executadas adequadamente.

Esforços supérfluos encurtam o corpo

Em quase todos os casos, o excesso de tensão nos músculos causa o encurtamento da espinha. Esforços desnecessários que acompanham uma ação, tendem a encurtar o corpo. Em toda ação em que antecipamos algum grau de dificuldade, o corpo se contrai, num artifício de proteção contra a dificuldade. É precisamente este reforço do corpo que exige o esforço desnecessário, e evita que ele se organize corretamente para a ação. O limite de habilidade deve ser ampliado por meios de observação e compreensão mais do que pelo esforço resistente e tentativas de proteger o corpo.

Além do mais, esta autoproteção e esforço supérfluos na ação, são expressão da falta de autoconfiança do indivíduo. Tão logo uma pessoa esteja consciente de que está colocando obstáculos a seus poderes, faz um esforço maior de vontade para reforçar o corpo para a ação, mas de fato, está fazendo esforço supérfluo sobre si mesmo. O ato resultante desta tentativa de reforçar o corpo, não será nunca gratificante ou estimulante, e não trará ao indivíduo o desejo de repeti-lo. É possível realizar o objetivo almejado desta forma, mas o preço pago por esta realização é maior do que parece à primeira vista.

Descanse por um minuto e observe a mudança que se operou no contato feito pela pélvis com o chão, bem como a diferença entre o lado direito e o lado esquerdo do corpo.

O que é mais confortável?

Role sobre o estômago e estire os braços por sobre a cabeça, amplamente separados. Estenda as pernas e vagarosamente levante o braço direito e a perna direita conjuntamente. Observe a posição da cabeça, quando você está prestes a levantar os membros superior e inferior. Está voltada para a direita, para a esquerda, ou está deitada sobre o chão? Tente levantar o braço e a perna enquanto respira. Faça isto diversas vezes, primeiro com a face direita descansando sobre o chão, isto é, dirigida para a esquerda. Repita com a testa descansando sobre o chão e, finalmente, com a face esquerda no chão.

Agora compare a quantidade de esforços exigida nas três posições e decida em qual delas é mais fácil executar o movimento. Em um corpo mais ou menos organizado, a posição mais confortável será a da face esquerda voltada para o chão. Repita o movimento cerca de vinte e cinco vezes e note como se torna gradualmente mais claro que a pressão do corpo sobre o chão muda para o lado esquerdo do estômago, entre o peito e a pélvis.

Permaneça sobre o estômago e continue a levantar o braço direito e a perna direita como antes, mas agora, a cada movimento, levante também a cabeça, deixando os olhos seguirem o movimento da mão. Vire-se de costas e descanse, depois de vinte e cinco movimentos. Repita o movimento como antes, levantando o braço, a perna e a cabeça juntos. Observe quão diferentemente está o corpo, deitado sobre o chão, em comparação a antes do exercício. Identifique separadamente as áreas do corpo e do chão que, agora, estão em contato. Observe o ponto exato, onde a pressão é maior. Repita o movimento vinte e cinco vezes e pare.

Qual olho está mais aberto?

Levante-se, ande um pouco, observe a diferença de sensação entre o lado direito e o lado esquerdo do corpo, a diferença no peso aparente e no comprimento dos braços, a diferença no comprimento das pernas. Examine seu rosto: olhe-se em um espelho para ver que um lado parece mais refrescado, as rugas naquele lado estão menos marcadas e um olho está mais aberto do que o outro. Qual deles?

Tente recordar se você notou nos testes realizados anteriormente, depois de cada série de movimentos, se um braço e uma perna tornaram-se progressivamente maiores que os do outro lado do corpo. Não tente superar a sensação de diferença entre os dois lados do corpo e continue a observá-la, até que diminua e finalmente desapareça. Se não houvesse interrupção de atenção, por algum motivo, tal como um aborrecimento ou um alto grau de tensão, a diferença permaneceria por muitas horas — ou pelo menos por algumas. Durante este período, observe qual lado do seu corpo funciona melhor, e em qual lado os movimentos são executados mais suavemente.

Trabalhe com o lado esquerdo

Repita detalhadamente todos os movimentos da lição, mas com o lado esquerdo do corpo.

Movimento diagonal

Quando tiver terminado os movimentos com o lado esquerdo, levante o braço direito e a perna esquerda ao mesmo tempo, muito lentamente, e repita vinte e cinco vezes. Observe as mudanças nas posições relativas das vértebras e costelas, e que as partes das costas, sobre as quais o corpo está descansando, são bastante diferentes daquelas que foram identificadas antes, depois que os membros de um mesmo lado do corpo foram levantados conjuntamente.

Depois de um pequeno descanso, levante o braço esquerdo e a perna direita, ao mesmo tempo vinte e cinco vezes e depois descanse. Agora levante os quatro membros e a cabeça enquanto expele o ar dos pulmões. Repita este movimento vinte e cinco vezes. Depois de um descanso, levante somente braços e pernas, deixando a cabeça descansar no chão. Repita estas combinações de movimentos, deitando-se sobre o estômago.

Finalmente, deite-se de costas e observe todas as áreas que, agora, estão em contato com o chão, dos calcanhares à cabeça, como você fez no começo da lição. Observe as diferenças, particularmente ao longo da espinha.

LIÇÃO 4

DIFERENCIAÇÃO DE PARTES E FUNÇÕES NA RESPIRAÇÃO

Agora, você aprenderá a reconhecer os movimentos das costelas, diafragma e abdômen, relacionados à respiração. O ajustamento adequado destes movimentos é necessário para respirar profunda e facilmente. Você será capaz de reconhecer a diferença na duração dos períodos da respiração e perceber que o processo da respiração ajusta-se à postura do corpo, com relação à gravidade. As costelas inferiores movem-se mais que as superiores, e contribuem mais para a respiração. Você verá finalmente que a respiração se torna mais fácil e mais rítmica quando o corpo se mantém ereto, sem qualquer esforço consciente, isto é, quando o peso inteiro é suportado pela estrutura do esqueleto.

Volume do peito e respiração

Deite-se de costas; estire as pernas, pés afastados. Levante os joelhos. As solas dos pés estarão agora descansando no chão, como na posição em pé, com os pés afastados. Mova os joelhos, algumas vezes, juntos e separados, até que cada joelho se encontre no plano vertical que passa pelo pé correspondente, traçado do centro do calcanhar, até o intervalo entre cada dedo grande e o segundo artelho. Nenhum esforço muscular é exigido para manter os joelhos nessa posição.

Recolha o ar para encher os pulmões, aumentando o volume do peito, tanto quanto puder, sem desconforto. Muitas pessoas respiram sem deixar o esterno mover-se na direção da espinha. Em vez de aumentar o volume do peito, de acordo com a sua estrutura, elas fazem um vazio nas costas, isto é, levantam o peito inteiro do chão, incluindo a parte inferior das costas, de tal modo que o aumento do seu volume interior é devido somente ao movimento das costelas flutuantes.

Veja se a sua espinha pressiona o chão em toda a extensão do peito, quando ele se expande, e se o esterno se move para fora, isto é, para longe da espinha. Não tente forçar a espinha para baixo; não faça esforço. Simplesmente encha os pulmões de ar, observe a elevação do peito e veja se a espinha está pressionando o chão.

Pare o movimento. Espere até precisar respirar e tente outra vez. Repita algumas vezes.

Movimentos respiratórios sem respiração

Quando você tiver feito esses movimentos e eles se tornarem claros, tente levantar o peito como antes, mas sem respirar. Isto é, faça os movimentos respiratórios com o peito, mas sem puxar ou expelir ar. Repita algumas vezes, até que você sinta novamente vontade de respirar. Aí, encha os pulmões e repita o movimento do peito. Pare e descanse, e depois de cinco ou seis repetições da série de movimentos do peito teste sua respiração. De que modo ela mudou desde que você começou o exercício?

Aumente o volume da parte inferior do abdômen

Coloque as mãos no abdômen, com os cotovelos sobre o chão. Espere até que os pulmões estejam cheios de ar. Comprima o peito, como se fosse expelir o ar, mas segure a respiração — não expire. A crescente pressão do ar aumentará a pressão do abdômen, que pode ser dirigido para baixo na direção do anel anal. Quando o ar é forçado para baixo, a parte inferior do estômago torna-se redonda como uma bola de futebol.
Observe que quando o estômago se expande, suas mãos se levantam e se movem para fora.
Nos conteúdos quase líquidos do abdômen, a pressão se distribui igualmente em todas as direções. Entretanto, a maior parte das pessoas não consegue, de início, expandir o estômago em todas as direções neste exercício, a menos que possuam costas e quadris bem desenvolvidos. Em vez disso, elas forçam os músculos das costas, na vizinhança dos quadris, até que a espinha levante do chão. Deve-se prestar atenção no sentido de estabelecer pressão igual no estômago, em todas as direções, incluindo costas, frente e chão. Quando você faz assim, você vê que empurrando o estômago para fora ou para a frente, você expele o ar dos pulmões. Espere até que os pulmões se encham uma vez mais e, então, solte o ar, empurrando o estômago para a frente e com pressão, expandindo-se em todas as direções, até sentir as partes carnudas ao redor das coxas pressionando contra o chão. Descanse e observe as mudanças na qualidade do movimento respiratório.

Movimentos de balanço do diafragma

Encha os pulmões de ar e segure a respiração — nem inspire, nem expire; então, similarmente, contraia o peito e expanda o estômago, em movimentos seqüenciais. Agora, expanda o peito e "chupe" o estômago para dentro, de novo; repita estes movimentos alternativos, tanto quanto conseguir, sem inspirar ou expirar. É fácil executar cinco ou seis destes movimentos alternativos do peito e estômago, como se fossem os dois lados de uma balança, com um lado subindo, enquanto o outro desce.
Repita o exercício inteiro cinco ou seis vezes. Tente de novo, mas tão rápido quanto possível, sem desconforto. Quando os movimentos alternativos do estômago e do peito são executados rápido o bastante, será possível distinguir um movimento e mesmo um som de gargarejo, em algum lugar entre as costelas e o umbigo. Alguma coisa está mudando de posição lá, e pressionando alternativamente para cima, na direção da cabeça, e para baixo, na direção dos pés. Este é o movimento do diafragma. Normalmente nós não temos consciência do diafragma, mas neste exercício podemos identificar indiretamente sua posição no corpo, sem conhecer sua localização anatômica.

Respiração normal

Deite-se de costas, estenda braços e pernas, pés afastados. Repita os movimentos alternados do peito e estômago, sem mudar o ritmo respiratório habitual. É possível executar os movimentos alternados para cima e para baixo, do peito e do estômago, enquanto respiramos normalmente, tanto quanto eles podem ser executados, enquanto seguramos a respiração. Deste modo, uma pessoa pode distinguir entre movimentos que são essenciais à respiração e movimentos supérfluos que a acompanham. Repita vinte e cinco vezes. Depois de descansar por um minuto, vire-se sobre o estômago, estire os braços por sobre a cabeça, mãos separadas, estire as pernas, pés também separados e continue o movimento prévio.

Uma espinha verdadeiramente simétrica não existe

É raro encontrar uma espinha verdadeiramente simétrica. Na maior parte dos casos, o plano dos ombros e do peito é torcido em relação ao plano da pélvis e, em conseqüência, todos os movimentos são realizados mais facilmente em um lado do corpo do que do outro. Nos primeiros anos, quando uma criança tende a fazer movimentos ao acaso, em grande variedade, isto não é importante. Na maturidade, entretanto, as pessoas tendem a repetir um número limitado de movimentos — algumas vezes por horas sem fim — negligenciando os outros movimentos. O corpo tende então a acostumar-se a este número restrito de movimentos, a estrutura do esqueleto ajusta-se a eles e a postura torna-se curvada.

Sentindo o meio

É importante observar se o peito, quando é empurrado para fora, primeiro toca o chão exatamente no meio do esterno e se o estômago, por sua vez toca o chão no meio. Não é fácil, pois os nossos poderes de identificar estas coisas são insuficientemente desenvolvidos. Uma pessoa pode acreditar que seu corpo está descansando no chão, simetricamente, enquanto um observador pode ver claramente que não é este o caso. Não obstante, tente várias vezes.

Agora continue o exercício, mas quando você empurrar o peito para fora, deixe o lado esquerdo pressionar o chão mais claramente, e quando você empurrar o estômago para fora, faça o seu lado direito tocar o chão primeiro. As costas inteiras mover-se-ão obliqüamente, da articulação direita do quadril, na direção do ombro esquerdo. Depois de vinte e cinco vezes destes exercícios, repita o anterior, tentando colocar o meio do peito e do estômago no chão, e observe a mudança de sensação em relação à posição desta metade. Faça agora outros vinte e cinco movimentos, do lado oposto, descansando o lado esquerdo do estômago e o lado direito do peito no chão. Quando você tiver feito isto, tente outra vez descansar o meio do peito e do estômago no chão a cada movimento, e observe quão claramente o meio pode agora ser identificado.

Deite de costas. Repita os movimentos alternativos do peito e estômago e observe como o movimento do peito cresceu. Observe a sensação de movimento livre e tente identificar as partes de suas costas onde o movimento se tornou mais fácil, e está causando a sensação de liberação da constrição.

Movimentos de balanço deitado de lado

Deite-se sobre o lado direito. Estire o braço direito sob a cabeça e descanse a cabeça sobre o braço. Segure a cabeça com a mão esquerda, com os dedos na fronte direita e a palma da mão no alto da cabeça. Agora, levante a cabeça com a ajuda da mão esquerda, até que a orelha esquerda chegue próximo ao ombro. Com a cabeça nesta posição levantada, expanda o peito em todas as direções e contraia o estômago; depois comprima o peito e expanda o estômago, e observe os movimentos das costelas, em ambos os lados. Do lado direito, o chão impedirá qualquer expansão das costelas e o peito pode agora expandir-se somente do lado esquerdo, onde a expansão das costelas força a cabeça para baixo, um pouco na direção do braço direito.

Repita vinte e cinco vezes e então deite-se de costas, e tente observar que partes das costas baixaram e estão agora mais claramente em contato com o chão.

Repita, agora, do lado esquerdo, vinte e cinco movimentos.

Movimento de balanço nas costas

Deite-se de costas, levante os ombros do chão e apóie-se sobre ambas as mãos e antebraços, colocados em paralelo com o corpo. Seu peito estará em ângulo com o chão, a cabeça e ombros, livres. Baixe a cabeça até que o queixo toque o esterno. Nesta posição, uma vez mais, faça vinte e cinco movimentos de balanço do peito e estômago. Deite-se de costas e descanse.

Levante-se como antes, sobre os cotovelos, antebraços e mãos, mas agora deixe a cabeça cair para trás na direção do chão, o queixo o mais longe possível do esterno. Faça vinte e cinco vezes, alternando os movimentos do estômago e do peito; enquanto faz, observe o movimento da espinha.

Deite-se de costas, observe sua respiração. Haverá agora uma melhora claramente discernível na sua respiração, que estará mais fácil e mais profunda.

Movimentos de balanço ajoelhado

Ajoelhe-se, com os joelhos bem afastados e os pés estirados em linha reta na direção da perna (as unhas dos pés voltadas para o chão). Agora abaixe a cabeça, até que seu topo toque o chão, em frente a você. Coloque as mãos, as palmas para baixo, em cada lado da cabeça, para suportar parte de seu peso e protegê-la contra a pressão excessiva. Encha o peito de ar, comprima o peito e expanda o estômago; repita vinte e cinco vezes. Enquanto executa este exercício, observe que quando o peito se expande, o corpo se move para a frente, na direção da cabeça, e a cabeça rola um pouco para a frente no chão. O queixo se move para trás, na direção do externo, e os músculos da nuca e das costas estiram-se e endurecem (passivamente) enquanto a espinha se curva um pouco mais. Quando o estômago é empurrado para fora, por outro lado, a pélvis vai para baixo e para trás, como se você fosse sentar-se sobre os calcanhares. As costas estão menos curvadas e as vértebras pélvicas formam uma linha côncava.

Repita vinte e cinco vezes; deite-se de costas e observe as diferenças na respiração e no contato das costas com o chão.

Como o movimento de balanço afeta a respiração

O efeito sobre a respiração será mais desta vez do que antes. Na posição ereta, os pulmões e o aparelho respiratório são empurrados para a mais baixa posição possível, por causa do seu peso. Quando o ar é inspirado, um esforço ativo de elevação é exigido, para permitir que eles se expandam. No último exercício, no qual o topo da cabeça descansou no chão, o peso do pulmão puxou-o na direção da cabeça. Inspirar não envolveu nenhum esforço, mas na expiração algum trabalho teve que ser realizado para levar o pulmão de volta para a sua posição esvaziada. Deve ser lembrado também que não há músculos no tecido pulmonar e o trabalho de mover os pulmões é feito pelos músculos das costas, diafragma e estômago.

Você já observou que na nossa posição ereta habitual, o ar é inalado rapidamente e expelido lentamente? Quando estamos falando, por exemplo, há apenas uma pausa entre uma frase e outra. Nós falamos durante o prolongado processo de expiração que opera as cordas vocais. Com o topo da cabeça descansando no chão, o processo da expiração é pequeno e rápido, e o da inspiração é prolongado. Tente verificar isto com sua própria experiência.

Curvatura da espinha e movimentos pélvicos

Ajoelhe-se com os joelhos separados. Incline-se sobre a cabeça e mãos, como antes. Mova o joelho esquerdo até próximo à cabeça. Repita o movimento de balanço do peito e estômago. Quando o peito se expandir, o corpo mover-se-á para a frente, na direção da cabeça, como antes, mas quando o estômago é empurrado para fora e a pélvis se move para trás, para uma posição sentada, ela se moverá somente na direção do joelho direito e os quadris ficarão torcidos, fora de alinhamento com os ombros. Dois movimentos diferentes da espinha podem ser observados agora: curvatura côncava e convexa como antes, e também um movimento da pélvis para a direita e para a esquerda com respeito aos ombros.

Quando você tiver completado vinte e cinco vezes estes movimentos, deite-se de costas, descanse e observe as mudanças no peito, na respiração e no contato das costas com o chão.

Agora ajoelhe-se novamente e faça outros vinte e cinco movimentos de peito e estômago, com o joelho direito mais próximo à cabeça que o esquerdo. Observe a diferença entre os movimentos pélvicos nesta posição e na posição anterior. Tente descobrir a causa principal desta diferença. Se você não pode descobri-la agora, você aprenderá a fazê-lo em tempo, quando sua habilidade de observar e distinguir movimentos tiver melhorado.

Ampliando as costas

Sente-se no chão, com os joelhos longe o bastante para lhe permitir colocar os pés juntos no meio, descansando sobre as suas bordas externas e com as solas tocando-se. Coloque a mão direita no lado esquerdo das costas, sobre as costelas inferiores, e a mão esquerda sobre as costelas inferiores do lado direito, abraçando as costas. Abaixe a cabeça, empurre o peito para fora e contraia o estômago; inverta a respiração e repita estas ações.

Observe a expansão das costelas nas costas, sob os dedos. O peito não se expande na frente, porque uma parte de seus músculos está engajada no movimento de abraçar as costas. Esta vez, os pulmões expandiram-se principalmente como resultado da expansão das costelas inferiores nas costas. Este é o mais eficiente movimento de respiração porque tem lugar num ponto em que os pulmões são mais amplos.

Faça vinte e cinco vezes. Observe as costelas nas costas: continuam a mover-se?

Fique de pé. Observe se o seu corpo está mais ereto do que era antes do exercício. Sinta os ombros, que deverão mostrar uma diferença considerável. Verifique sua respiração. Ela estará indubitavelmente melhor do que o usual. Esta melhora é um passo na direção desejada, como resultado de um trabalho prático. Você não pode conseguir tal respiração, apenas entendendo intelectualmente o mecanismo de respirar.

LIÇÃO 5

COORDENAÇÃO DOS MÚSCULOS FLEXORES E EXTENSORES

Aqui você aprenderá a aumentar a contração dos músculos eretores da coluna, e que a prolongada contração dos músculos flexores do abdômen aumenta o tônus dos extensores das costas. Você será capaz de estirar os músculos que torcem o corpo. Estirar os extensores da nuca pela ativação dos seus antagonistas na frente do pescoço, melhora o equilíbrio da cabeça na posição de pé. Você aprenderá também a melhorar a diferenciação dos movimentos do tronco e da cabeça.

A via do esforço no movimento de torsão

Deite-se de costas; pernas estiradas, pés afastados. Dobre os joelhos e cruze as pernas, colocando a perna direita sobre a esquerda. Deixe ambos os joelhos cairem para a direita, de tal modo que, agora, estejam ambos suportados somente pelo pé esquerdo. O peso da perna direita ajudará ambas as pernas a baixar para a direita na direção do chão. Agora, faça os joelhos voltarem à posição neutra no meio e então deixe-os cair para a direita, de novo. Repita vinte e cinco vezes. Braços ao lado do corpo. Deixe os pulmões encherem-se de ar, enquanto os joelhos voltam à posição neutra; expire quando eles baixarem, de modo que cada movimento seja completado por um ciclo respiratório.

Observe os movimentos da pélvis quando as pernas caem. O lado esquerdo levantará um pouco do chão e será puxado na direção da coxa esquerda; a espinha será puxada pela pélvis que, por sua vez, puxa o peito, até que a omoplata esquerda tenda a levantar-se do chão. Continue baixando as pernas para a direita até que o ombro esquerdo levante do chão; então, deixe as pernas retornarem ao meio. Tente observar o caminho pelo qual o movimento de torsão é transmitido da pélvis para o ombro esquerdo, isto é, através de que vértebras e costelas.

O movimento da espinha é sentido também no movimento da cabeça, cuja parte de trás está pousada no chão. Quando os joelhos baixam para a direita, o queixo aproximar-se-á do esterno, e quando os joelhos retornam ao meio, a cabeça pousará como antes.

Estire as pernas, espere um momento e tente sentir sobre qual lado da pélvis a mudança foi maior. Um lado pousa mais de chapa e seu contato com o chão é mais completo. Que lado é esse?

Movimento dos joelhos

Puxe os joelhos para cima, pés separados; abra os joelhos, de tal modo que cada um esteja alinhado com cada pé. Melhor ainda, mova os joelhos juntando-os e separando-os, e repita até que você possa sentir claramente quando eles estão diretamente sobre os pés, isto é, na posição na qual nenhum esforço é exigido para evitar que eles se inclinem um contra o outro ou caiam para fora.

Levante os braços na direção do teto, acima dos olhos e coloque as palmas das mãos juntas, como se você fosse bater palmas. Seus ombros e braços formarão um triângulo, agora, cujo vértice está nos pulsos. Levante seu ombro direito do chão, como se alguém estivesse levantando você pelo ombro direito. Ambas as mãos penderão para a esquerda, na direção do chão. O triângulo prévio permanece, com a ausência de movimentos nos cotovelos; não deixe as mãos se separarem. Volte ao meio. Inspire sem deixar a pélvis mover-se mais que o necessário.

Deixe o triângulo formado pelos braços cair para a esquerda enquanto você expira. Repita o movimento inteiro vinte e cinco vezes.

Veja se é preciso levantar a cabeça do chão para executar este movimento, e quanto os seus braços se moverão para a esquerda, sem que a sua face faça o mesmo.

Descanse por um momento. Qual ombro está pousando mais firmemente sobre o chão? Levante os joelhos novamente. Coloque o joelho direito sobre o esquerdo e deixe ambos cairem para a direita. Veja se seus joelhos caem agora mais baixo que antes ou não.

Mude os joelhos, isto é, cruze a perna esquerda sobre a direita. Deixe ambos os joelhos cairem para a esquerda e traga-os de volta ao meio. Repita vinte e vinco vezes. Descanse por um momento e observe que lado está agora mais próximo ao chão e faz melhor contato com ele.

Deixe os joelhos cairem para o lado outra vez e observe quão facilmente eles caem agora; você deve fazer isto, para ser capaz de observar o aperfeiçoamento depois que o próximo estágio esteja completo, no qual a parte superior do corpo mover-se-á.

Movimento da cintura escapular para a direita

Levante os braços para formar um triângulo, como antes. Deixe ambos os braços cairem para a direita e complete vinte e cinco movimentos, como fez antes para a esquerda. Descanse e observe a mudança no contato dos ombros com o chão.

Deixe os joelhos cairem para a esquerda novamente e observe a melhora que se operou, como resultado do movimento dos braços e ombros para a direita. O maior objetivo deste movimento é o relaxamento dos músculos entre as costelas, o que permite à espinha torcer-se mais livremente.

Movimento dos joelhos com elevação simultânea da cabeça

Cruze o joelho direito sobre o esquerdo. Deixe ambos os joelhos cairem para a esquerda sem qualquer esforço especial. Una as mãos atrás da cabeça com os dedos entrelaçados, e use-as para ajudar a levantar a cabeça, deixando os cotovelos aproximarem-se bastante na frente, enquanto sua cabeça é levantada. Então, deixe a cabeça voltar a descansar no chão, os cotovelos voltando-se também para o chão. Deixe seus pulmões encherem-se de ar e levante a cabeça novamente do mesmo modo, exatamente quando você começa a expirar. Levante a cabeça, enquanto sua pélvis e pernas viram-se para a direita.

Repita vinte e cinco vezes, levantando a cabeça cada vez que você começar a expirar. À medida em que você executa este exercício, observe as mudanças das costelas, espinha e pélvis, no contato com o chão. Descanse um minuto e observe que parte do tronco descansa no chão mais completamente.

Entrelace os dedos do modo contrário*

Cruze o joelho esquerdo sobre o joelho direito e deixe ambos os joelhos cairem para a esquerda, tão longe quanto for confortável. Agora, cruze os dedos outra vez — sem pensar. Você provavelmente o fará no seu modo habitual; mude para o outro jeito e observe como esta pequena mudança afeta as posições dos ombros e da cabeça. Parecerá a você que alguma coisa está torta. Levante a cabeça e repita o movimento prévio, prestando atenção cuidadosamente aos detalhes. Descanse depois de vinte e cinco movimentos. Observe a diferença na sensação de contato das suas costas com o chão.

Mudanças nas vértebras pélvicas

Deite-se de costas, levante os joelhos, entrelace os dedos atrás da cabeça e levante-a, quando você expirar. Repita vinte e cinco vezes. Descanse por alguns minutos, deitado de costas; tente notar, detalhadamente, que mudanças ocorreram nas vértebras pélvicas. É possível que elas estejam pousando horizontalmente no chão, sem qualquer esforço consciente, pela primeira vez na sua vida. Mas se elas cairam apenas um pouco, é por haver ainda algum excesso de tensão nos músculos das costas, que precisam relaxar.

---

* N. da T. — Mude o dedo polegar que estava segurando o outro polegar de tal forma que ele passe a ser seguro pelo outro.

Role o tronco com os braços cruzados

Deite-se de costas e levante os joelhos, de modo que seus pés descansem sobre o chão confortavelmente, bem separados. Ponha a mão direita, sob a axila, sobre a omoplata esquerda; passe a mão direita sob a axila direita e sobre a omoplata direita. Agora role o tronco para a direita e para a esquerda, com a mão levantando o ombro esquerdo do chão, quando você vai para a direita, e a mão esquerda levantando o ombro direito, quando você vai para a esquerda. Não tente ajudar o movimento com a pélvis, mas role somente a parte superior do corpo, de um lado para o outro. Repita vinte e cinco vezes, começando com um movimento lento e aumentando a velocidade até que você role livremente num ritmo fácil. Descanse um momento. Mude os braços de lugar, de modo que a mão esquerda esteja sob a axila direita e o braço direito repouse sobre o braço esquerdo. Faça outros vinte e cinco movimentos nesta posição, começando vagarosamente e ganhando velocidade.

Movimento de embalo com a cabeça parada

Descanse e tente lembrar-se se a sua cabeça tomou alguma parte nesses movimentos de embalo, de um lado para o outro. Quase com certeza, sim. Desta vez, fixe os olhos em algum ponto conveniente, no teto. Abrace os ombros como antes e repita os movimentos, de um lado para o outro, conservando a pélvis parada e os olhos fixos no ponto. Desta vez sua cabeça não tomará parte no movimento. Este movimento não é familiar, porque você não está acostumado a mover os ombros sem mover a cabeça na mesma direção.

Descanse um minuto e então repita o movimento, mas, desta vez, deixe a cabeça mover-se junto com os ombros. Agora, enquanto você continua o movimento com as costas, pare o movimento de cabeça, fixando outra vez seus olhos no teto. Observe a melhora do movimento de embalo, quando você tiver aprendido a separar os movimentos da cabeça e ombros.

Movimento da cabeça e ombros em direções opostas

Descanse. Então continue os movimentos de balanço das costas, como antes, mas desta vez vire a cabeça e olhos na direção oposta à dos ombros. Continue embalando a cabeça e os ombros em direções opostas, assegurando-se de que o movimento está bem coordenado e suave.

Inverta a posição dos braços, levantando o que estava embaixo, e faça outros vinte e cinco movimentos de embalo com a cabeça e ombros em direções opostas. Então descanse, e comece de novo com a cabeça e ombros movendo-se juntos. Observe que o movimento agora está mais fácil e mais contínuo, embora o ângulo do embalo tenha aumentado.

Descanse. Depois de um minuto tente ver se aconteceu alguma mudança na espinha. Está toda ela descansando no chão, incluindo as vértebras lombares?

Levante-se muito lentamente, ande um pouco, e observe o modo como você sustenta a cabeça agora, no modo como você está respirando e na sensação dos ombros. Você verá que o corpo todo está mais ereto, sem qualquer esforço intencional. Considere estas mudanças. Pode você ver como e porque tais mudanças tiveram lugar, como resultado de movimentos tão simples, em tempo tão curto?

147

LIÇÃO 6

DIFERENCIAÇÃO DOS MOVIMENTOS PÉLVICOS POR MEIO DE UM RELÓGIO IMAGINÁRIO

Nesta lição você identificará esforços supérfluos e inconscientes dos músculos da pélvis, e aprenderá a refinar o controle sobre a posição da pélvis e melhorar o alinhamento da espinha. Você aumentará a sua habilidade de coordenar e opor a cabeça aos movimentos do tronco. Isto melhora os movimentos de torsão da espinha na posição ereta. Nos movimentos primitivos, olhos, cabeça e tronco viram-se juntos para a direita e para a esquerda. A percepção desta tendência torna possível virar cada um separadamente ou em diferentes combinações, fazendo a volta mais fácil e aumentando ao máximo o ângulo de rotação. Você observará também a conexão entre a sensação causada pelo movimento no corpo e a posição dos membros no espaço.

Mudando a curvatura lombar

Deite-se de costas, levante os joelhos e coloque os pés no chão, separados a uma confortável distância, aproximadamente em linha com os quadris. Coloque as mãos no chão, de cada lado do corpo, também separadas a uma confortável distância.

Levante os quadris do chão pelo esforço dos músculos das costas de modo que as vértebras lombares formem um arco no chão. Tente fazer este arco maior, de modo que um rato pudesse correr através dele. Você sentirá os pés agarrando o chão. Os músculos anteriores das articulações do quadril, ajudá-lo-ão a levantar a parte superior da pélvis no chão, daí resultando aumento de pressão sobre o cóccix.

Um mostrador de relógio na pélvis

Imagine um mostrador de relógio pintado nas costas da pélvis. 6 horas está sobre o cóccix e 12 horas no topo da pélvis, onde ela se articula com a espinha, um ponto que você pode identificar com os dedos (está na face inferior da 5.ª vértebra lombar). Conservando o mostrador imaginário na mente, podemos dizer que no movimento executado, os quadris seriam levantados e o ponto de maior pressão da pélvis viria a pousar nas 6 horas.

Se completarmos agora a face do relógio, 3 horas estariam na área da articulação coxo-femural direita, e 9 horas na articulação esquerda. As outras horas serão marcadas nos lugares apropriados entre essas.

Tente uma vez mais colocar o máximo de pressão da pélvis sobre o chão, no ponto das 6 horas, o cóccix. Os músculos das costas produzirão a curvatura das vértebras lombares, que aumentará com a contração dos músculos da pélvis e joelhos. Esta contração puxa os pés, que estão firmemente plantados no chão.

Agora coloque a maior pressão no ponto das 12 horas. Isto significa que o topo da pélvis e das vértebras lombares estarão descansando no chão. O cóccix naturalmente levantará do chão e a pressão sobre os pés aumentará.

Separe a respiração da ação

Volte às 6 horas; às 12, novamente, para cá e para lá e repita vinte e cinco vezes. Gradualmente, reduza o esforço e faça a mudança de uma posição para outra sem solavanco; tente também separar a respiração do movimento. Sua respiração deveria continuar tranqüila e fácil, sem que as mudanças de posição do corpo a afetassem. Os movimentos da pélvis deveriam ser lentos e contínuos, com mudanças suaves de uma posição para outra. Estire as pernas e observe a sensação na pélvis. Tente observar com precisão em que ponto o contato com o chão está diferente agora. Você notou que logo que a respiração se separou do movimento, sua cabeça começou a mover-se em coordenação com a pélvis como se fosse "copiando" o movimento em escala menor?

Um mostrador de relógio na parte de trás da cabeça

Agora, imaginemos um pequeno mostrador de relógio na parte de trás da cabeça. O centro do mostrador estará no ponto da *maior pressão*, quando a cabeça está pousada no chão. Quando a pélvis está na posição de máxima pressão nas 6 horas, a cabeça será puxada para baixo pela espinha, de modo que o queixo irá pousar na garganta e o máximo de pressão estará nas 6 horas no mostrador. Quando a pressão da pélvis vai para as 12 horas, a cabeça será empurrada para trás pela espinha, o queixo será empurrado para longe da garganta e o ponto de pressão máxima

estará na direção do topo da cabeça — nas 12 horas.
Execute os movimentos pélvicos vinte e cinco vezes. Mude o peso da pélvis para as 6 horas e volte novamente mas, desta vez, assegure-se de que você não está evitando que a cabeça repita os movimentos da pélvis. Observe como os movimentos afetam o processo respiratório e, também como o seu tronco passa os movimentos da pélvis para a cabeça e vice-versa. Descanse um minuto. Levante os joelhos outra vez e incline a pélvis no ponto das 3 horas, à direita, sobre a articulação do quadril. Você terá agora mais peso na perna esquerda do que na direita e a articulação esquerda do quadril levantará do chão. A pressão na perna direita relaxará um pouco. Inverta o movimento e incline no ponto das 9 horas. Balance a pélvis da direita para a esquerda e volte novamente, vinte e cinco vezes.
Observe como a cabeça repete este movimento em escala menor, à medida em que você não deixa o peito tenso desnecessariamente e não interfere com o ritmo respiratório. Descanse um minuto.

Ao redor do relógio em movimento contínuo

Levante os joelhos de novo. Descanse a pélvis nas 12 horas. Mova o ponto de contato para 1 hora e, então, retorne às 12. Repita vinte e cinco vezes. Agora, mova a pélvis de 12 horas para 1 e de 1 hora para as 2 e volte novamente. Repita cinco vezes. Agora, mova o peso para 3 horas, do mesmo modo (passando por 1 e 2 horas).
Repita cada movimento cinco vezes, adicione 1 hora e repita novamente até chegar às 6 horas, e então volte novamente para as 12.

Cada movimento deve marcar um arco contínuo, sem pausa na hora intermediária.

Observe como a percepção da posição exata da pélvis torna-se gradualmente mais precisa e o peso se move circularmente, em um verdadeiro arco, não mais com movimentos retos, de um ponto para outro do relógio.

Pare o movimento, estire-se no chão e observe a diferença entre os lados direito e esquerdo da pélvis. Enquanto você descansa, tente lembrar se a sua cabeça seguiu os movimentos da pélvis, na sua própria escala. Nós fazemos muitas coisas sem perceber.

Volte às 12 horas. Mude o peso da pélvis para 11 horas e volte para as 12. Repita cinco vezes. Mova para as 10, passando pelas 11 e voltando novamente. Continue como antes, até chegar às 6 horas. Descanse 1 minuto e observe o que está acontecendo no seu corpo.

Encompride os arcos

Mude o máximo da pressão da pélvis para 3 horas, sobre a articulação direita do quadril. Mova o peso para 4 horas, volte para as 3 e para as 2. Volte então, de 2 para 4, passando pelas 3 e voltando. Repita cinco vezes. Adicione uma hora a cada lado do movimento.

O movimento seguinte será de 1 hora para 5 horas e o movimento posterior será de 12 para as 6 horas. Repita cada movimento cinco vezes.

Descanse e observe as mudanças que ocorreram no contato da pélvis com o chão, como conseqüência deste exercício.

Repita esta série de movimentos do lado esquerdo, tendo as 8 horas como ponto de partida.

Descanse. Você observou os movimentos da

cabeça? Você notou o que os seus pés estavam fazendo, ou qualquer outra parte do corpo?

O todo e suas partes

Faça 20 círculos no chão com a pélvis, movendo-a no sentido dos ponteiros do relógio. Durante o movimento, tente observar seu corpo como um todo e, ao mesmo tempo, suas partes separadamente. Deixe a atenção mover-se sistematicamente de um ponto do corpo para o seguinte, mas sem esquecer de ver o corpo como um todo. A sensação do corpo será somente um background e será menos clara, naturalmente. É alguma coisa como a que acontece quando lemos: nós vemos a página inteira de relance mas esta impressão não é suficientemente clara para a compreensão; nós podemos captar o significado apenas daquelas letras e palavras que tivermos visto claramente.

Observe os movimentos da cabeça sem parar o movimento, no sentido horário, da pélvis e da cabeça. Deixe que a cabeça lidere o movimento, depois a pélvis, alternativamente. Observe como os movimentos melhoram rapidamente, tornando-se mais contínuos, mais macios, mais precisos e mais rápidos.

Descanse. Faça 20 movimentos anti-horários da pélvis e da cabeça.

Considere o julgamento objetivo versus julgamento subjetivo

Até agora, nós imaginamos o mostrador desenhado no corpo, nos pontos identificados pela pressão no chão. Agora, imagine as 6 e as 12 horas do mostrador desenhadas no chão e, mentalmente, meça a distância entre elas. Mentalmente, meça a mesma distância no corpo e note como é diferente a sensação de distância nos dois casos. Qual é a mais concreta? Qual é a mais correta? No 1.° caso (o chão), seu julgamento é mais objetivo; no segundo, no corpo, é mais subjetivo.

À medida em que você prosseguir nesta lição, você descobrirá que o seu julgamento e diferente nos dois casos, mas que a avaliação subjetiva converge para a avaliação objetiva assintótica. Em outras palavras, a sensação subjetiva tem um campo mais amplo de operação que a avaliação objetiva, que limita a nossa capacidade de conhecimento à realidade material que nos circunda. A realidade concreta impõe limites necessários, mas é o menor denominador comum, o que serve a todos nós. A verdadeira capacidade de qualquer sistema nervoso pode ser estimada somente pelas suas características individuais — isto é, pela própria personalidade do homem. Neste teste, as diferenças para as diversas pessoas, são enormes. Quando estes conceitos forem amplamente aceitos, o nível geral aumentará e, portanto, a distância das diferenças aumentará ainda mais.

Contato interior e exterior

Execute novamente com a pélvis os movimentos circulares no sentido horário. Desta vez, imagine que os números do mostrador no seu corpo projetam-se um pouco para fora, e quando o ponto de pressão passa por eles, deixam uma marca no chão, como se fossem um carimbo. Siga o contato de cada número na pélvis e sua impressão no chão, embaixo. É isto que eu chamei estabelecimento de contato interior e exterior, alternadamente, até que sejam combinados em uma operação única.

Descanse. Como sempre, observe as mudanças que ocorreram na posição do corpo inteiro em relação ao chão.

Repita o exercício com a pélvis movendo-se em sentido anti-horário. Descanse e lembre-se de como o seu corpo pousou no chão no começo da lição e mentalmente identifique as mudanças. Agora parecerá a você ter conseguido o máximo, em virtude da melhora que se operou: sua pélvis deverá estar repousando horizontalmente, pegada ao chão, nos dois sentidos, longitudinal e transversal. Mas o caso não é este, porque, de fato, não há limite para o aperfeiçoamento da ação.

Mais rotações pélvicas

Levante o joelho direito, a perna esquerda permanece estirada e aberta. Faça 20 movimentos pélvicos no sentido horário. Note as "horas" que estão pressionando mais o chão e as que estão pressionando menos.

Faça 20 movimentos pélvicos em sentido anti-horário, deixe a perna esquerda fletida, e observe que horas tornaram-se mais fortemente marcadas. As menos acentuadas estarão em simetria com aquelas que são menos marcadas, quando o joelho direito está dobrado.

Estire as pernas e observe se há qualquer mudança adicional no contato da pélvis com o chão. Você descobrirá uma vez mais que é somente depois que as mudanças ocorreram que poderemos observar claramente como era a posição anteriormente.

Descanse no chão com os pés separados e faça movimentos circulares, no sentido horário, com a pélvis. Observe em que posições a pélvis está pressionando agora mais fortemente e menos fortemente. Inverta a direção do movimento e note a diferença.

Cruze a perna direita sobre o joelho esquerdo. Faça 20 movimentos no sentido horário e 20 no sentido anti-horário. Descanse e observe

os resultados. Cruze a perna esquerda sobre o joelho direito e repita.
Muito, muito lentamente, depois de descansar pelo menos um minuto, gire sobre um lado e levante-se. Observe as mudanças no ângulo da pélvis em relação à espinha, a qualidade da respiração e o movimento dos braços e pernas. O que você está sentindo nos olhos e nos músculos da face?

O que acontece no próximo estágio?

Como um último estágio, as posições de corpo usadas servirão como um novo padrão de movimento, pois aprenderemos a mover a cabeça e a pélvis em direções opostas. Enquanto a cabeça se move em sentido horário, a pélvis move-se em sentido anti-horário. Isto produzirá mudanças que melhoram a imagem do corpo, a relação das partes umas com as outras e a continuidade de movimento. Isto significa que o grau de controle aumentou ainda mais.
Quando a percepção* estiver mais desenvolvida, adicionaremos mais um elemento, o movimento dos olhos. Eles podem mover-se junto com a pélvis, na direção oposta à da cabeça ou na mesma direção da cabeça e, na direção oposta à da pélvis.
À medida em que a percepção* amadurece, os limites de entendimento se expandem.
Outras posições podem ser tentadas pela pélvis, movendo-se ao redor de um mostrador de relógio, tais como sentar-se no chão e apoiar-se nos cotovelos; com os joelhos abertos e fletidos, de modo que as solas dos pés se toquem reciprocamente ou sentado e mantendo o tronco vertical, com as mãos no chão, atrás do corpo.
Em cada uma destas posições, numerosas variações podem ser feitas.

LIÇÃO 7

O MODO DE CARREGAR A CABEÇA AFETA O ESTADO DA MUSCULATURA

Nesta lição, estudaremos a dependência de todos os músculos do corpo, do trabalho dos músculos da cabeça e do pescoço. (Quanto mais fáceis e mais livres se tornarem os movimentos da cabeça, e quanto mais longe ela puder girar, mais fácil tornar-se-á girar o corpo todo, tão longe quanto anatomicamente possível.) Você descobrirá os efeitos imediatos dos movimentos imaginados, e aprenderá a distinguir entre a imagem projetada de uma ação e a sua execução, adquirindo assim, uma melhora no grau de aplicação do esforço muscular. Você descobrirá que a consciência da diferenciação entre a imagem projetada de um movimento e sua execução é um meio de refinar a ação muscular.

Rotação das pernas para a direita

Deite-se sobre o estômago. Coloque as palmas das mãos no chão, uma em cima da outra, de modo tal que você possa descansar a testa sobre elas. Coloque os pés separados, numa abertura igual à largura dos quadris. Levante os pés do chão, curvando os joelhos e incline um pé na direção do outro. Seus joelhos formarão um ângulo reto, aproximadamente.

com as coxas, e estarão bastante separados; as solas dos pés estarão voltadas para o teto. Vire as pernas para a direita, isto é, deixe-as tombar na direção do chão, mas sem permitir que o joelho esquerdo se levante do chão. Para tornar isto possível, o pé esquerdo deve deslizar ao longo do tornozelo e da perna direita, enquanto o pé direito se aproxima do chão. Quando suas pernas voltarem à posição inicial, o pé esquerdo deslizará para trás, ao longo da perna direita, passando pelo calcanhar e vindo repousar próximo ao pé direito. Repita estes movimentos vinte e cinco vezes e observe durante a sua execução, através de que partes da estrutura óssea do corpo, o movimento de rotação passa das pernas para as vértebras do pescoço.

Observe qual dos cotovelos é empurrado um pouco para baixo, na direção das pernas, durante o movimento para a direita, e como volta à posição original, quando os pés retornam ao centro. O movimento do cotovelo é bastante pequeno, naturalmente, mas grande o suficiente para ser notado.

Olhe para a esquerda, durante o movimento da perna para a direita

Coloque a palma da mão esquerda sobre as costas da mão direita; volte a cabeça para a esquerda e deixe que a orelha e a face direita descansem sobre as mãos. Curve os joelhos novamente e deixe as pernas tombarem para a direita e depois, faça-as retornarem ao centro. Observe as costelas na frente e note a pressão crescente em um lado do esterno, enquanto as suas pernas caem para a direita. Ajuste a sua posição, relaxando o peito de modo a reduzir a pressão nas costelas, e deixe a pressão espalhar-se sobre uma área grande, até que se reduza ao mínimo. Em cada movimento das pernas, siga os efeitos de vértebra para vértebra, na direção da cabeça, e observe se o movimento de rotação é regular ou se todos os grupos de vértebras movem-se juntos em algumas partes, em vez de mover-se uma atrás da outra. Note se o movimento da perna se torna maior quando você vira a cabeça para a esquerda.

Verifique deitando-se de costas

Depois de 25 movimentos, descanse de costas e observe o tronco inteiro para ver se há qualquer mudança no contato dele com o chão. Volte a cabeça da direita para a esquerda no chão, várias vezes, e observe se há qualquer diferença entre seus movimentos para os dois lados, isto é, se a sua face se volta para a direita mais fácil e suavemente, em um arco mais amplo, do que para a esquerda, ou se é o contrário o que acontece.

Face e pernas para a direita

Deite-se sobre o estômago de novo. Coloque a palma da mão esquerda sobre a mão direita. Volte a cabeça para a direita, de modo que a face e orelha esquerdas descansem sobre as mãos. Continue a rotação das pernas, para a direita, assegurando-se durante este movimento, de não mudar a distância entre os joelhos. Deixe o pé esquerdo deslizar ao longo da perna direita, como antes.

Observe se o grau de torsão da espinha é maior ou menor agora, se é mais fácil ou mais difícil mover as pernas para os lados e se, virando a cabeça para a direita, há tendência a obstruir ou ajudar o movimento da perna.

Torsão da espinha e respiração

Imagine um dedo passeando ao longo da espinha, do cóccix até à base do crânio, parando para acentuar cada vértebra separadamente no caminho. É mais fácil verificar deste modo se há qualquer movimento de torsão nas vértebras; ver onde é gradual e onde é mais marcado. Note o momento no movimento em que seus pulmões se enchem de ar: quando as pernas voltam à posição neutra, no centro ou durante a fase ativa do movimento, quando você está girando as pernas? Para uma torsão mais fácil e mais extensa, enquanto você está deitado no chão, o seu peito deve estar vazio de ar e os músculos das costas relaxados. Descanse de costas por um minuto.

Cabeça imóvel e joelhos unidos

Deite-se sobre o estômago. Volte a cabeça para a esquerda e pouse a orelha e a face direitas sobre o chão. Entrelace os dedos das mãos e coloque-as sobre a orelha esquerda, descansando os cotovelos sobre o chão, a cada lado da cabeça. Esta posição pretende deixar o quadro formado pelos seus braços e mãos, leve, mas continuamente empenhado em exercer pressão sobre o lado esquerdo da face, aumentando gradualmente o ângulo de torsão da cabeça. O peso dos braços somente o ajuda a sentir a mudança que vai se operando pelo trabalho do tronco, facilitando o movimento das vértebras. Coloque os joelhos juntos e curve-os aproximadamente em ângulo reto. As solas dos pés estão agora voltadas para o teto.

Incline ambas as pernas para a direita, mas desta vez assegure-se de que permanecem juntas, como se estivessem unidas nos joelhos e tornozelos. Você perceberá que agora será capaz de inclinar as pernas para a direita somente se o joelho e coxa esquerdos deixarem o chão. Retorne ao centro e então incline as pernas novamente. Repita vinte e cinco vezes.

Suavize o corpo

Regule o tempo do movimento da perna, de modo que ele comece quando você expira. Note a torsão gradual que acontece ao longo de toda a extensão da espinha, com atenção particular para as vértebras superiores do peito e para as vértebras inferiores da nuca. A torsão da pélvis causará estiramento da espinha. Note o movimento sentido no cotovelo esquerdo e, a cada movimento, tente estirar o corpo e fazer a ação das pernas mais macia e redonda. Preste atenção especial a isto, quando você muda a direção do movimento da perna.

Mudanças no movimento da cabeça

Quando você tiver terminado estes movimentos, deixe a cabeça retornar muito gradualmente à posição central. As mudanças que se operaram nas vértebras do pescoço e nos músculos da nuca devem ser tão grandes que o primeiro movimento normal executado nesta etapa, sem levar as mudanças em conta, está sujeito a ser muito desagradável. Mas depois do cuidado com o primeiro movimento, não há necessidade de mais atenção; pelo contrário, o movimento da cabeça na direção em que este exercício foi executado terá melhorado indiscutivelmente.

Deite-se de costas, deixe a cabeça descansar no chão e volte-a para a direita. Observe se o movimento realmente melhorou e se tornou mais contínuo e macio na direção utilizada durante o último exercício e, também, se ela está girando através de um ângulo mais amplo, mais naquele lado do que no outro.

Desembarace-se do velho quando alcançar o novo

O desconforto ou mesmo dor experimentados durante o comportamento normal, depois de um grande número de movimentos sucessivos numa posição particular, é interessante. Nós somos incapazes de usar o nosso corpo em quaisquer padrões de ação muscular que não sejam os costumeiros. Quando mudanças extensivas são introduzidas, a maior parte dos músculos ou, pelo menos, aqueles músculos essenciais para o movimento ser realizado — como com 25 repetições de um movimento — nós não obstante instruímos nossos músculos para que caiam nos seus padrões usuais.

Somente a experiência da mudança e bastante atenção convencer-nos-á a pensar e a nos dirigir diferentemente. Somente quando a experiência da mudança causa descrédito e inibe os padrões acostumados, que parecem agora sem validade para nós, seremos capazes de aceitar os novos padrões como hábito ou segunda natureza. Teoricamente, tudo o que é necessário é um esforço mental, mas na prática isto é insuficiente. Nosso sistema nervoso é construído de tal modo que os hábitos são preservados e tendem a perpetuar-se. É mais fácil parar um hábito por um choque traumático repentino do que mudá-lo gradualmente. Esta é uma dificuldade funcional e por isto é importante prestar muita atenção a cada melhora e assimilá-la depois de cada série de movimentos. Nós conseguimos assim um duplo efeito na nossa capacidade de percepção: a inibição do padrão prévio, automático, que parece agora errado, pesado ou menos confortável, e o encorajamento do padrão novo que parecerá agora mais aceitável, mais fluente e mais satisfatório. O insight assim obtido não é intelectual — demonstrado, compreendido e convincente — mas uma questão de sensibilidade mais profunda, fruto da experiência individual. É importante saber e compreender a conexão entre a mudança e suas causas, para encorajar a repetir a experiência com suficiente precisão, sob condições semelhantes, para reforçar seu efeito e imprimir a melhora mais profundamente nos sentidos.

Movimento de torsão mais forte

Deite-se sobre o estômago de novo e volte a cabeça para a direita, descansando a face esquerda no chão. Entrelace os dedos na forma não habitual; descanse as mãos cruzadas assim sobre a orelha direita, unindo os joelhos e dobrando-os em ângulo reto, como antes. Agora, incline as pernas na direção do chão para o lado direito. Sua coxa e joelho esquerdos voltar-se-ão para o lado externo, a cada vez que as pernas se aproximarem do chão. Há um efeito de torsão discernível nas vértebras do pescoço e, naturalmente, as pernas não necessitarão pender tão longe no chão, de início, mesmo que isto seja possível. Continue a melhorar o movimento gradualmente, repetindo-o 25 vezes. Enquanto isso, observe seu corpo inteiro cuidadosamente.

Diferenças na sensação e movimento nos dois lados do corpo

Descanse. Observe a diferença no corpo, em relação ao começo da lição, deitando-se de costas. Levante-se, ande um pouco e observe a sensação diferente nos movimentos da cabeça, a posição ereta do tronco, o controle das

pernas, a respiração e a posição da pélvis.
Veja se pode sentir qualquer diferença de sensação entre o olho direito e o esquerdo.
Olhe-se em um espelho para ver se há qualquer diferença objetiva em seu rosto, do lado em que o exercício de pernas foi realizado. Deite-se sobre o estômago de novo. Descanse a testa nas mãos e incline as pernas para a direita, da maneira mais simples possível.
Agora, elas alcançarão o chão ou, pelo menos, chegarão mais próximo, e seu movimento será muito mais fácil e mais suave que antes do início desta lição.
Descanse de costas e verifique o contato com o chão, dos dois lados do corpo, dos calcanhares ao topo da cabeça.

Memorização mental

Deite-se sobre o estômago, novamente. Repita mentalmente todos os diferentes movimentos que você praticou nesta lição. Isto não é muito difícil, porque nós caminhamos do mais simples ao mais elaborado, torcendo a espinha a partir das duas extremidades, nuca e pélvis.
Quando você se lembrar de tudo bastante claramente, trabalhe com todas as posições simétricas com as pernas, movendo-se para a esquerda, mas apenas mentalmente. Isto é, imagine a sensação destes movimentos nos músculos e ossos, indo tão longe a ponto de tensionar um pouco os músculos, mas não fazendo nenhum movimento visível. Este método se torna efetivo muito mais rapidamente. É suficiente pensar cada movimento somente 5 vezes, mas você terá que contar os movimentos para não devanear. É difícil concentrar-se sem qualquer ação; é mais difí-

cil pensar que agir e, na verdade, a maioria das pessoas executa uma ação preferivelmente a pensar sobre o que estão fazendo.

Descanse depois de cada 5 movimentos imaginários e observe o resultado.

Percepção* da auto-imagem

Lentamente você se tornará consciente* de uma estranha sensação, não familiar para a maioria das pessoas: uma figura mais clara de sua auto-imagem. Aqui, a nova imagem concerne principalmente aos músculos e à estrutura do esqueleto. É muito mais completa do que a que você está acostumado e você ficará admirado de não ter chegado a esta condição mais cedo.

Deite-se sobre o estômago e observe de que lado este movimento é melhor: do lado em que você praticou mais, ou naquele em que você apenas imaginou um pouco.

LIÇÃO 8

APERFEIÇOANDO A AUTO-IMAGEM

Nesta lição, você aprenderá a usar um grupo de músculos para um movimento específico, em várias posições do corpo. Você tornará as juntas usadas neste movimento mais flexível e alcançará os limites anatomicamente possíveis, dentro da primeira hora. Você aprenderá os efeitos dos movimentos da cabeça sobre a tensão muscular, o efeito do movimento imaginado sobre o movimento real e a inibir a verbalização do movimento imaginado — tudo isto leva a uma complementação da imagem do corpo. Você será capaz também de transferir a melhora obtida ativamente por um lado do corpo para o outro lado, inativo, que não toma parte no movimento, por meio de visualização ou pensamento apenas.

Levante o pé na direção da cabeça

Sente-se no chão com os joelhos abertos para fora e os pés descansando na sua extremidade externa, em frente a você. Coloque a mão direita sob o calcanhar direito, de modo que o calcanhar descanse na palma da mão. Para fazer isto, levante um pouco o calcanhar do chão e empurre a mão como uma cunha

169

entre o chão e o calcanhar. Conserve o polegar junto com os outros dedos que seguram o calcanhar. Agora segure, com a mão esquerda, os dedos do pé direito, excetuando o dedão, com o polegar passando entre o dedão e o dedo seguinte. Feche a mão esquerda. Os dedos do pé, com exceção do dedão, estarão seguros com a mão esquerda em pinça. Levante o pé direito com a ajuda de ambas as mãos e, ao mesmo tempo, leve-o para longe do corpo. Puxe-o, então, na direção da cabeça, em um movimento bem redondo, baixando-o em seguida na sua posição original. Repita, levantando a perna enquanto expira. Leve a cabeça para a frente tão longe quanto seja confortável para permitir à perna, que será levantada lentamente, chegar acima da cabeça e completar seu movimento em direção ao corpo suavemente, antes de retornar ao chão. Continue levantando a perna, mas sem esforço, sem forçar o movimento. Simplesmente repita o movimento, fazendo-o mais suave e mais fácil a cada vez, mais contínuo e mais confortável de ser executado. Observe o peito, ombros, omoplatas e pare de "tentar". "Tentar" evita que o movimento se torne mais fácil e mais amplo. Em um esqueleto sem músculos, uma pessoa não experimentaria a menor dificuldade em levantar o pé e deixá-lo descansar no topo da cabeça. Os músculos formam o maior obstáculo a este movimento porque alguns deles continuam a ficar tensos e mais curtos que a sua verdadeira extensão anatômica, mesmo em estado de completo repouso.
    Repita este movimento cerca de 20 vezes, deite-se no chão e repouse.

Ação sem consciência*

Quando você descansar, depois de um movimento executado sem muito esforço, não é para recuperar resistência mas para estudar as mudanças que ocorreram durante a ação. Isto toma um minuto ou dois ou mesmo mais. Antes disto é impossível observar estas mudanças. O resultado é que as pessoas estão acostumadas a passar de uma ação para outra sem pausa suficiente entre elas e não conseguem observar as repercussões de uma série de movimentos repetidos. Muitos professores não dão a seus estudantes o tempo necessário para detetar os feitos de várias ações, mesmo as mais abstratas como pensar.

Usar os músculos sem observação, discriminação e entendimento, é movimento puramente mecânico, sem valor, exceto por sua produção; isto pode ser obtido por um asno ou mesmo por uma máquina real. Tal trabalho não clama por um sistema nervoso humano altamente desenvolvido. A recepção de impressões mentais abstratas permanece um processo meramente mecânico, a menos que o tempo permita levar o indivíduo a conscientizar-se do fato de que está prestando atenção, e que esta atenção é suficiente para a compreensão. Sem isto, as impressões permanecerão um mero registro. O resultado será, no melhor, uma repetição mecânica do processo mental, mas sem que isto se torne uma parte integrante da personalidade.

Elevação de pé, deitado de costas

Deite-se de costas e levante os pés com os joelhos abertos como antes. Levante o pé direito e, com ambos os braços entre os joelhos, segure-o como antes: a mão direita sob o calcanhar, com todos os dedos inclusive o

171

polegar, e a mão esquerda segurando os dedos do pé, com exceção do dedão. Use as mãos para levantar o pé em um movimento suave, para longe do corpo, na direção do teto.
Agora, leve o pé a curvar-se na direção da cabeça, enquanto a levanta, para encontrá-lo. Baixe o pé até uma posição confortável, mas sem deixá-lo ir além disto. Repita vinte e cinco vezes, sem forçar o movimento.
Escolha um caminho através do ar para o pé, que fará um movimento leve e macio. Você será bem sucedido se o fizer sem qualquer determinação de conseguir melhor. Observe as mudanças no caminho dos pés e nos vários esforços do peito e braços. Pare e descanse de costas.
Levante os joelhos novamente e uma vez mais segure o pé direito com ambas as mãos. Deixe o pé esquerdo descansar tranqüilamente sobre o chão. Use as mãos para mover o pé direito para longe do corpo, então volte a pélvis para a direita, até que a coxa direita toque o chão. A cabeça e o corpo também se voltarão para a direita. Enquanto você expira, curve-se para trazer a cabeça para a frente, na direção do joelho direito, em um grande arco bem próximo ao chão, para tentar trazer o corpo para uma posição sentada.
Tente uma vez mais. Deixe a perna esquerda ajudar, levantando-a do chão, estirando-a e então, movendo-se para trás e um pouco para a esquerda, o joelho dobrado para cima, como quando você tenta sentar-se. Não é necessário ou importante que você tenha sucesso na primeira ou segunda tentativas. Em qualquer caso, deite-se de novo de costas e tente virar-se sobre o lado direito suavemente, sem esforço especial.

Movimento de cabeça em um arco
próximo ao chão

Continue com o movimento de cabeça próximo ao chão e use as mãos para puxar o pé direito gentilmente, de tal modo que ele ajude a cabeça a fazer seu arco, o mais proximamente possível e na direção de um ponto imaginário no chão, em frente ao joelho e um pouco à sua direita. Use a perna esquerda para ajudá-lo, como antes. Lembre-se de manter o peito relaxado, seja menos duro consigo e observe aquelas partes do corpo nas quais há esforço muscular que não se transforma em movimento.
Repita várias vezes. Em cada vez, observe as partes do corpo que estão faltando na imagem do movimento do corpo, e tente completar a imagem.
Tente vinte e cinco vezes mas não espere que haja resultados a cada movimento. Descanse cerca de dois minutos.

Movimento de balanço do tronco, de
lado a lado

Sente-se e estenda os joelhos dobrados separadamente. Estire os braços entre as pernas e segure o pé direito como antes. Levante o pé para a frente e para cima, por sobre a cabeça, e veja se houve melhora.
Sem tirar o pé direito da posição, coloque a perna esquerda atrás de você, à esquerda, com o lado de dentro do pé e joelho no chão. Ao mesmo tempo, coloque o pé direito no chão em frente a você.
Sua cabeça penderá para a frente, junto com o tronco. Traga-a o mais próximo do chão, em frente a você, na direção em que for mais confortável, em frente do joelho

direito ou da perna. Balance o tronco da esquerda para a direita, nos menores movimentos que lhe pareçam confortáveis.

Rolar da posição sentada para a posição deitada e voltar sobre o lado direito

Depois de pequenos movimentos, aumente o movimento de balanço, até que, baixando a cabeça, você consiga rolar à direita sobre o chão até se deitar de costas. Seu pé esquerdo irá, naturalmente, levantar-se também do chão. Se o movimento for amplamente confortável e suave, você passará pela posição deitado de costas e encontrar-se-á deitado quase sobre o lado esquerdo.

Empurre-se para longe do chão com o pé esquerdo e comece o movimento de volta para a direita. Dobre o corpo e balance, com a cabeça liderando o movimento; mantenha-a bastante próxima ao chão até chegar ao joelho direito. Se você se lembrar, dobre a perna esquerda atrás de você, à esquerda do corpo e você estará certo de conseguir a posição sentada, outra vez.

Tenha cuidado para não endireitar a posição sentada, mas ao contrário, para conservar a cabeça e tronco tão próximos do chão quanto possível. Nesta posição, mova o corpo um pouco para a esquerda por meio de um movimento de tronco e cabeça, para dar início, e balance outra vez para a direita, até que você esteja deitado de costas. Repita o movimento de balanço vinte e cinco vezes e, então, descanse.

Repita, mas na imaginação apenas

Se você não conseguiu rolar da posição deitada para a posição sentada e voltar novamente, tente executar o movimento na imaginação, enquanto se deita de costas e enquanto se senta, cinco vezes em cada posição, prestando atenção a quantas partes do corpo você possa. Observe o movimento imaginado e assegure-se de que ele é contínuo. Assegure-se de que a sua respiração conserva um ritmo calmo e então tente o movimento real novamente.

Levantando o pé enquanto se senta, de fato e na imaginação

Sente-se como no começo da lição. Segure o pé como antes e tente levantá-lo por sobre a cabeça, usando ambas as mãos e pouse-o no alto da cabeça. Nenhum esforço é necessário em um corpo bem organizado, para colocar o côncavo da extremidade de dentro do pé, no alto da cabeça. Se você tiver dificuldade na execução, sente-se com os olhos fechados e visualize o movimento detalhadamente, como um movimento contínuo. Note como é difícil imaginar como você sentirá um movimento se você não o executou.

A verbalização pode tomar o lugar da sensação e do controle

Naturalmente, não há dificuldade em pensar o movimento em palavras. Uma das grandes desvantagens da linguagem falada é o fato de que ela permite tornar-nos estranhos ao nosso eu real, em tal extensão, que temos freqüentemente a crença errada de que imaginamos alguma coisa quando, na realidade, somente recordamos a palavra conveniente. Este é um caso simples para confirmar a nós mesmos que, quando realmente imaginamos uma ação, lutamos com os mesmos obstáculos de quando a realizamos de verdade.

É difícil executar uma ação particular porque as ordens do sistema nervoso para os músculos não se ajustam à ação. O corpo não dobrará o bastante, a instrução consciente para dobrá-lo não pode ser executada porque os músculos antagonistas — aqueles que servem para estirar as costas, neste caso — continuam a trabalhar demais, por hábito, resultado de uma postura pobre. É o bastante que a sua atividade obstrutiva se torne consciente, para que uma nova flexibilidade apareça de repente, flexibilidade semelhante à de uma criança e para que o movimento de dobrar se torne contínuo, confortável, miraculoso.

No momento em que isto acontece, o indivíduo sente como se uma janela tivesse se aberto em um quarto escuro e ele se enchesse de um sentimento novo de habilidade e vida. Ele terá descoberto o domínio de si mesmo e descobrirá que a responsabilidade por seus movimentos incontrolados está, em grande medida, consigo mesmo.

Complete sua imagem do corpo

Feche os olhos e pense sobre todas as posições arroladas nesta lição. Observe a sensação nos seus membros durante cada "movimento" e repita-o duas ou três vezes em cada posição, com grandes pausas entre um movimento e o seguinte. Então, tente levantar o pé, de novo e, observe se, agora, ele obedece a seu desejo de levantá-lo sobre a cabeça mais facilmente e se você pode, agora, descansá-lo no alto da cabeça.

Não há limite para o desenvolvimento

Pode ser que as obstruções ao movimento tenham se tornado tão grandes que não seja possível conseguir a mudança descrita acima, no curso de uma única lição, sem um professor. Com instrução pessoal em grupos de 40 ou 50 homens e mulheres de todas as idades (freqüentemente acima de 60), é fato que 90% consegue pelo menos tocar o dedão na testa e a maioria consegue até onde é possível: colocar o pé no alto da cabeça. Todos mostram melhora notável e é isto que é importante. É possível para uma pessoa conseguir uma condição na qual ela registre melhora cada vez que faz alguma coisa: não há limite à sua possibilidade de realização.

Repita todos os movimentos do lado esquerdo, na imaginação

Levante-se, ande e observe a diferença na sensação entre o lado observado durante os exercícios e o outro lado. Estude a face, olhos, movimento e vire-se de um lado para outro. Deite-se de costas e, simplesmente, levante os joelhos. Feche os olhos e observe a diferença no contato com o chão, entre os lados direito e esquerdo. Imagine todos os estágios do movimento nesta lição, do lado esquerdo, mas imagine a sensação, não palavras. Repita cada movimento imaginário três vezes, com boas pausas entre cada movimento e o seguinte.

A melhora é maior através da visualização do que da ação

Agora sente-se e segure o pé esquerdo com ambas as mãos em uma posição simétrica àquela tomada antes; levante o pé sobre a cabeça e tente colocá-lo no alto da cabeça. Você certamente descobrirá que o lado em que você apenas imaginou os exercícios, obedecerá e trabalhará melhor do que o lado no qual você executou os movimentos.

O lado trabalhado executou também muitos movimentos errados ou maus, o que é usual quando um novo movimento é tentado e, conseqüentemente, a realização no segundo lado é maior e melhor.

Observar o self é melhor que a repetição mecânica

Estude a importância desta conclusão. Você trabalhou uma hora inteira com um lado e gastou apenas poucos minutos no outro — e somente na imaginação — não obstante, a melhora no segundo lado foi maior. Todavia, todos os métodos de ginástica são baseados na repetição da ação. E não somente a ginástica, mas tudo o que aprendemos é grandemente baseado no princípio da repetição e da confiança na memória. Isto torna mais fácil compreender porque uma pessoa pode praticar diariamente um instrumento musical e não fazer qualquer progresso, enquanto outra melhora diariamente. Talvez a natureza do talento, que é a explicação aceita para esta divergência de realização, derive do fato de que o segundo estudante observa bastante o que está fazendo quando toca, enquanto o primeiro somente repete, memoriza e confia na suposição de que a repetição suficiente de má performance, trará perfeição musical.

Nós nos referimos inicialmente ao conceito de contato interno e externo, que inclui a transferência de observação consciente da sensação de dentro do corpo, para as suas mudanças no espaço, fora de si. Considere o que um pintor faz, quando estuda uma paisagem e tenta reproduzi-la em um quadro. Pode ele fazer isto sem prestar atenção na sensação da mão, enquanto dirige o pincel? Pode ele fazê-lo sem percepção* do que os seus olhos estão vendo?

Nós todos já experimentamos em alguma ocasião, enquanto líamos, que tivemos de voltar e reler uma passagem, porque lemos a primeira vez sem prestar atenção. Embora provavelmente tenhamos lido cada palavra da primeira vez e, mesmo formado as palavras expressivamente, nós não compreendemos ou retivemos nada.

   O que notamos durante a segunda leitura? Faria realmente muita diferença se pudéssemos observar o trabalho da nossa mente, enquanto lemos?

LIÇÃO 9

RELAÇÕES ESPACIAIS COMO UM MEIO DE COORDENAR A AÇÃO

Aprenderemos agora que a atenção dada conscientemente às relações espaciais entre os membros em movimento, faz com que eles se tornem coordenados e fluentes, e a exploração sistemática e atenta de uma parte do corpo, pode relaxar tensões musculares supérfluas. A simples ação mecânica não nos ensina nada e não melhorará a habilidade. Movimentos comuns executados de modo diferente, indicam mais freqüentemente coordenação pobre e não habilidade individual superior. De fato, à medida em que o movimento melhorar, ele se aproximará muito do movimento usual executado pela maioria das pessoas.

Um relógio em oposição a seu rosto

Sente-se no chão, pernas cruzadas ou não, com os joelhos separados, em uma posição confortável. Coloque as mãos no chão, atrás de você, de modo que possa apoiar-se sobre elas. Imagine o mostrador de um relógio, em oposição a seu rosto e mova o nariz em círculo, como se você quisesse empurrar os ponteiros do relógio ao redor do mostrador, no sentido horário. O círculo que seu nariz fará deve ser pequeno, por que em um círculo maior seu nariz perderia contato com os ponteiros nas extremidades direita e esquerda do mostrador. Continue este movimento simples, muito lentamente, muitas vezes, e assegure-se de que isto não interfere com a sua respiração.

O caminho do lóbulo da orelha

Imagine que o lóbulo da sua orelha esquerda está ligado por um fio fino de borracha à extremidade do seu ombro esquerdo. Decida em que parte do movimento a tira de borracha estira-se e se torna maior, e também quando se torna menor e quanto. O movimento do nariz é circular e executado numa mesma velocidade. O movimento do lóbulo também é circular? Tente adivinhar onde o lóbulo da sua orelha estará quando o seu nariz está nas 12, 3, 6, 9 e, de novo, nas 12 horas. Repita muitas vezes, sempre mais e mais tranqüilamente. Tente manter a rota do lóbulo da orelha sentindo somente. Simplesmente preste atenção até que você possa sentir claramente onde o lóbulo da orelha está, em relação à extremidade do ombro.

Podemos agir sem saber o que estamos fazendo

A ação precedente não é simples. Você não conseguirá realizá-la imediatamente e não há razão para que consiga. Tal solução seria puramente intelectual, construída sobre fórmulas geométricas que você aprendeu; isto não acrescenta nada à sua percepção*. Não é surpreendente que alguma coisa tão obscura possa estar acontecendo em uma parte da sua cabeça, enquanto o que você está fazendo com a outra parte é perfeitamente claro? Aparentemente, nós podemos fazer coisas sem saber que as estamos fazendo. É fato que nós não sentimos todos os movimentos feitos pela cabeça, enquanto estamos pensando sobre um aspecto particular do movimento.

Mude a atenção do lóbulo da orelha para o nariz e vice-versa

Continue o movimento do nariz e, sem interrompê-lo, mude o foco da sua atenção para o lóbulo da orelha. Faça círculos imaginários com o lóbulo da orelha, de tal modo que o nariz possa continuar seus movimentos regulares. Em que direção a orelha está se movendo? Observe o que está acontecendo agora ao fio de borracha que liga o lóbulo da orelha ao ombro; o movimento não é o mesmo que antes. O seu nariz mudou de caminho, está fazendo círculos ainda? Volte a atenção ao nariz e deixe-o mover-se em círculo. Verifique o caminho do lóbulo da orelha de novo. Você deve ter percebido que, como o nariz e a orelha são parte de uma mesma cabeça, se uma das partes faz um círculo, a outra (e o resto da cabeça com ela) também desenhará círculos. Mas parece que o assunto não é simples.

Olhe com o olho esquerdo

Inverta a direção dos círculos feitos pelo seu nariz de modo que ele empurre os ponteiros no sentido anti-horário. Feche ambos os olhos e focalize a sua atenção sobre o olho esquerdo. Onde você realmente olha, com este olho? Tente olhar com o olho esquerdo fechado, na direção do dorso do nariz, entre os dois olhos e, então, para fora, na direção do canto esquerdo do olho esquerdo, enquanto você continua a fazer movimentos circulares com o nariz. A maior parte das pessoas desiste depois de tentar por algum tempo e não ser bem sucedida em encontrar uma resposta clara. Talvez você possa encontrar a resposta somente depois que tenha se acostumado com o movimento. Tente mover o olho esquerdo em círculo e perceba como isto afeta os círculos feitos pelo nariz. Descanse.

Pinte a metade esquerda da cabeça com um pincel imaginário

Sente-se confortavelmente no chão, com as pernas cruzadas. Faça círculos no sentido horário com o nariz e, ao mesmo tempo, tente colorir a metade esquerda da cabeça com um pincel imaginário, com uma largura de dois dedos. Imagine a mão esquerda segurando o pincel e mova-o primeiro da vértebra maior à altura do ombro, subindo pelo lado esquerdo da nuca, fazendo uma faixa de dois dedos de largura ao longo do pescoço e da parte de trás da cabeça, à esquerda da linha que divide a cabeça ao meio. Continue do topo da cabeça para o rosto, testa, olho esquerdo, face, lábio superior, lábio inferior, queixo, ao redor da parte inferior da mandíbula, lado esquerdo do pescoço, até à clavícula; volte outra vez, do mesmo modo, para a parte de trás do pescoço. Continue pela metade inteira do rosto e cabeça, ao ombro esquerdo, à clavícula, pintando faixas adjacentes com a mesma cor.

Mova o nariz para a direita enquanto você colore a metade esquerda da cabeça

Descanse por um momento e então inverta a direção do movimento do nariz. Pinte a metade esquerda da cabeça de novo, mas com pinceladas em ângulos retos em relação às primeiras pinceladas — isto é, com traços que vão da direita para a esquerda e voltam, de modo que toda a metade esquerda da cabeça e do rosto seja coberta uma vez mais. Veja se os movimentos de pintar interferem com os movimentos do nariz e, se assim é, em que pontos? Quando o pincel muda de direção? A passagem do pincel é sentida igualmente em todo os pontos ou há lugares que se percebe mal quando o pincel passa sobre eles? Onde a respiração interfere com isto? Em que lugar está a tensão muscular e as quebras no movimento? No olho? Pescoço? Ombros? Diafragma? Descanse.

Desloque o foco de atenção de parte para parte

Continue os movimentos do nariz, no sentido anti-horário. Durante o movimento, resolva desenhar círculos com o queixo. Depois de poucos minutos mova o canto esquerdo da mandíbula, logo embaixo da orelha. Então desloque a atenção para a têmpora esquerda e, depois, para um ponto entre a orelha e as vértebras do pescoço, na base da cabeça. Depois de cada cinco ou dez movimentos de cabeça, imagine que você transfere o centro do movimento para outra parte da cabeça, uma depois da outra, mas, entre cada uma delas, volte ao nariz. Continue até que se torne possível incluir todas as partes do lado esquerdo da cabeça e do rosto em um esforço mental único, com igual clareza. Descanse.

Ajoelhe-se com o pé direito no chão

Ajoelhe-se sobre o joelho esquerdo, com o pé direito à frente, no chão. Estire o braço direito em frente a você e o braço esquerdo atrás, ambos à altura do ombro. Feche os olhos e imagine um fino fio de borracha ligando a orelha esquerda à mão esquerda (que está estirada para trás) e um segundo fio, ligando a orelha direita à mão direita (que está estirada para a frente). Faça vinte e cinco movimentos circulares com o nariz em uma direção e outros vinte e cinco na direção oposta e tente seguir o encurtamento e o estiramento dos fios no espaço.

Pé esquerdo no chão

Após um pequeno descanso, volte a ajoelhar-se com o pé esquerdo no chão; estire a mão direita em frente e a mão esquerda atrás, à altura do ombro. Repita os movimentos de nariz e continue a observar os movimentos dos fios de borracha.

Levante-se e ande. Você pode sentir a diferença no modo de segurar a cabeça à esquerda e à direita? A sensação de espaço é diferente nos dois lados? Há uma sensação diferente nos dedos do pé direito e esquerdo?

Exercícios físicos em si não ensinam nada

Todos os movimentos que fizemos eram simétricos, em termos de espaço e em relação aos músculos, então o que causa estas diferenças entre o lado direito e o esquerdo? Nós fizemos exatamente os mesmos movimentos no lado esquerdo, exatamente o mesmo número de vezes, mas dificilmente haveria qualquer mudança neste lado. Pode ser difícil lembrar o que o lado direito sentiu antes, e talvez não possamos confiar na memória, mas não há dúvida de que o lado esquerdo sente diferente do lado direito. Isto não significa que o movimento tem pouco valor? A maior parte das mudanças ocorreu no lado em que foi empenhada atenção consciente. Nós não assumimos que a repetição mecânica não tem valor, exceto na medida em que estimula a circulação e usa os músculos? Será por isto que as pessoas que fazem ginástica a vida inteira não são muito melhor sucedidas em qualquer atividade construtiva do que aquelas que não fazem? Há pessoas, por outro lado, que continuam a observar a sensação do corpo como o fizeram durante o período de crescimento e continuam a aprender, a mudar e a desenvolver-se durante a vida toda.

Movimentos individuais tornam-se generalizados

As diferenças em um simples movimento de cabeça, quando realizado por pessoas diversas, derivam do fato de que uma pessoa pode prestar atenção à orelha quando vira a cabeça, e considerar isto como um movimento necessário; outra pode prestar atenção à configuração da orelha e ombro e, uma terceira, às rugas da pele no pescoço. O número de combinações possíveis aqui é tão grande, que qualquer movimento parecerá inteiramente pessoal e específico.

Num grande grupo de estudantes, pode ser vista uma grande variedade de movimentos de cabeça, quando o movimento circular do nariz é tentado pela primeira vez, alguns tão pouco usuais que parecem inacreditáveis. No fim da lição, um movimento comum, mais geral, pode ser observado. O nariz está realmente descrevendo círculos precisamente, na sensação subjetiva e na realidade. Quanto à auto-imagem, está claramente presente na percepção do indivíduo durante o movimento, e quando as impressões ou representações objetivas e subjetivas são examinadas minuciosamente, como se estivéssemos olhando com nossos olhos, então a ação se torna fácil, precisa e agradável. Isto acontece com os movimentos executados por qualquer pessoa com uma percepção* desenvolvida. A individualidade poderia ser expressa em valores positivos e não em peculiaridades.

187

LIÇÃO 10

O MOVIMENTO DOS OLHOS ORGANIZA O MOVIMENTO DO CORPO

Agora nós aprenderemos como os movimentos dos olhos coordenam os movimentos do corpo e como estão ligados ao movimento dos músculos do pescoço. Testar estas conexões entre os músculos dos olhos e do pescoço separadamente, aumenta o controle dos movimentos do corpo e os torna mais fáceis. Mover os olhos em direção oposta aos movimentos da cabeça — e mover a cabeça em direção contrária à do corpo, adiciona uma dimensão aos movimentos, da qual muitos não se apercebem. Estes exercícios ampliam o espectro de atividade e ajudam a eliminar hábitos defeituosos de movimento. Seremos capazes de distinguir entre os músculos que controlam o movimento do globo ocular e os músculos que controlam a visão propriamente dita.

Movimento para a direita e para a esquerda, de pé

Fique de pé, com os pés ligeiramente separados e gire o corpo para a direita e esquerda, com as mãos pendendo soltas dos lados. Quando você gira para a direita, sua mão direita move-se para a direita, atrás das costas, e a mão esquerda move-se para a frente do corpo,

como se estivesse tentando alcançar o cotovelo direito. Quando você gira para a esquerda, sua mão esquerda move-se para a esquerda atrás do corpo, a mão direita move-se para a esquerda e alcança-a na frente. Continue os movimentos de balanço do corpo e feche os olhos. Assegure-se de que os movimentos de cabeça são suaves. A cada mudança de direção, veja o que começa a se voltar primeiro: os olhos, a cabeça, a pélvis. Faça muitos movimentos de balanço, da direita para a esquerda e volte novamente, até que a resposta lhe seja clara, e você possa observar braços e pernas durante o movimento, sem parar no começo ou no fim do balanço.
Abra os olhos e continue balançando como antes. Note se seus olhos continuam a olhar na direção do nariz, como quando estavam fechados, ou se fazem alguma coisa a mais — e, se assim for, o que estão fazendo? Eles antecipam os movimentos da cabeça? Eles saltam partes do horizonte de visão?

Coordenação dos olhos e fluidez de movimento

Feche os olhos outra vez e tente sentir quando os movimentos de balanço são mais suaves e mais fluentes, se com os olhos abertos ou fechados. Tente conseguir com os olhos abertos o grau de leveza conseguido com olhos fechados. Esperar-se-ia que o movimento fosse melhor em todos os aspectos quando os olhos estão abertos mas, na prática, percebe-se que os olhos abertos freqüentemente levam a interrupções na fluidez do movimento e na sua extensão, devido ao fato de que os movimentos de olhos de muitas pessoas não são coordenados adequadamente com sua atividade muscular. Note cuidadosamente a sensação dos movimentos das pernas e da pélvis e as menores falhas no movimento de balanço, para tornar-se consciente das mudanças que se produzirão no controle de todos os movimentos do corpo.

Gire o corpo para a direita, sentado

Sente-se no chão. Dobre a perna esquerda para trás, à esquerda; a parte de dentro da perna esquerda descansará no chão, com o pé a seu lado. Descanse a palma da mão direita no chão. Puxe o pé direito na direção do corpo, de modo que a barriga da perna direita pouse paralelamente à frente do corpo e a sola toque a coxa, perto do joelho esquerdo. Estire a mão esquerda para a frente, em oposição aos olhos e volte o tronco para a direita, com a mão esquerda dirigindo o movimento. Com os olhos, siga o polegar, no seu movimento para a direita.

Retorne ao centro e, então, vire-se para a direita de novo, nos limites do confortável. Dobre o cotovelo esquerdo, de modo que a palma seja capaz de mover-se mais longe à direita. Assegure-se de que os olhos permanecem descansando, isto é, fixos sobre a palma da mão, enquanto a cabeça e os ombros se movem para a direita. Continue movendo-se lentamente, sem tentar ir mais longe para a direita do que seja confortável. Assegure-se de que os olhos não se movem mais longe para a direita do que a cabeça os leva. Tente não encurtar a espinha, isto é, não contraia o peito e as costelas, permitindo à cabeça ficar no alto, não fazendo nenhum esforço para se sentar mais ereto intencionalmente. Tenha cuidado ao deixar os olhos seguirem a palma da mão esquerda, enquanto ela se move. Muitas pessoas, inconscientemente, continuam olhando mais longe para a direita, mesmo depois que a mão parou o movimento, algumas vezes, mesmo depois de se lhes ter apontado o fato.

Deite-se, descanse e verifique o contato das costas com o chão.

Gire o tronco para a esquerda, sentado

 Sente-se e mova os pés para a direita em posição simétrica à última posição. Estire o braço direito à frente dos olhos e volte o tronco inteiro para a esquerda, enquanto os olhos seguem o polegar. Dobre o cotovelo direito, enquanto a mão se move para a esquerda, de modo que ela possa ir mais longe à esquerda. Volte à posição inicial e faça vinte e cinco rotações para a esquerda, tornando cada movimento mais fácil que os anteriores. Preste atenção aos movimentos e à sua qualidade, não se movendo muito longe para a esquerda. Observe a pélvis, a espinha, a nuca, qualquer contração excessiva nas costelas e qualquer coisa mais que possa interferir com a facilidade de realizar o movimento. Deite-se de costas e descanse.

O movimento dos olhos aumenta o ângulo de rotação

 Sente-se e dobre a perna esquerda para trás, à esquerda. Puxe a perna direita, ao longo do chão, perto do corpo. Gire o tronco para a direita e descanse sobre a mão direita no chão. A mão pousa assim, mais afastada à direita do que antes, porque o tronco já girou para a direita. Leve o braço esquerdo à frente dos olhos e, com um movimento do tronco, leve-o para a direita. Dobre o cotovelo esquerdo de modo a levar a mão esquerda tão longe à direita quanto for confortável e permaneça lá.

Nesta posição torcida do tronco, mova os olhos para a direita da mão esquerda e traga-os de volta, para que pousem na mão. Mova os olhos deste modo — para a esquerda da mão — e volte novamente umas vinte vezes. Use o movimento de cabeça para guiar a direção do olhar. Assegure-se de que o movimento do olho permanece horizontal, pois eles tendem a se inclinar para baixo na extremidade direita do percurso.

Não encurte o corpo

Para facilitar este movimento, seja cuidadoso em não encurtar o pescoço. A espinha deve mover-se lentamente, como se alguém estivesse ajudando-o a conduzir a cabeça para cima, com gentis puxões de cabelo no topo da sua cabeça. Você também pode facilitar o movimento levantando a nádega esquerda do chão. Descanse.

Tente voltar-se para a direita uma vez mais, com a mão esquerda abrindo caminho, e note se o arco do movimento de torsão está maior e mais confortável.

Os olhos não são apenas para ver

Observe o importante papel que os olhos desempenham na coordenação da musculatura do corpo; é maior mesmo que o dos músculos do pescoço. A maioria das partes do corpo tem duas funções: a boca serve para comer e falar, o nariz para cheirar e respirar. O interior do ouvido serve ao equilíbrio do corpo, nos movimentos lentos e rápidos, adicionalmente ao seu papel de ouvir. Similarmente, os músculos dos olhos e do pescoço têm uma influência decisiva no modo em que os músculos do pescoço se contraem. É suficiente recordar o subir ou descer de escadas quando os olhos não vêm o chão no fim da escada, para perceber como é grande a parte que os olhos tomam na direção dos músculos do corpo.

Cada olho separado e os dois juntos

Sente-se, dobre a perna direita para a direita, e puxe a perna esquerda na direção do corpo. Vire o corpo para a esquerda e descanse sobre a mão esquerda, colocada à esquerda, tão longe quanto possível e confortável. Levante o braço direito à altura dos olhos e mova-os para a esquerda, em plano horizontal. Olhe para a mão direita e volte a cabeça e olhos para qualquer ponto na parede, longe, à esquerda da mão. Então, olhe para a mão, olhe para a parede, olhe para a mão, repetindo o movimento cerca de vinte vezes: dez com o olho esquerdo fechado e o movimento executado apenas com o olho direito e dez com o olho direito fechado. Então, tente executar o movimento inteiro uma vez mais, com ambos os olhos abertos, para ver se a extensão do movimento de torsão para a esquerda aumentou. A melhora é freqüentemente assombrosa.

Dobre a perna esquerda para trás e puxe a perna direita para dentro e tente melhorar também o movimento para a direita. Lembre-se de executar o exercício com cada olho, alternadamente, aberto e fechado.

A coordenação dos olhos leva à melhora do tronco

Descanse. Observe que partes do corpo estão mais próximas do chão. Isto foi causado pela sua percepção dos movimentos dos olhos. Se o tronco se contrair de novo, futuramente, será possível notar uma diminuição correspondente na suavidade dos movimentos dos olhos. É possível dominar a técnica de coordenação dos movimentos dos olhos, de tal modo que o movimento do tronco inteiro melhore.

Volte-se para a direita; olhe para a esquerda

Sente-se; dobre a perna esquerda para trás e puxe a perna direita para junto do corpo. Gire o tronco, a cabeça, os ombros, tão para a direita, quanto for confortável. Descanse sobre a mão direita, colocada atrás de você. Levante a mão esquerda, com o cotovelo curvado, à altura do ombro e mova-a para a direita. Olhe para a mão e depois para a esquerda dela, para algum ponto específico na parede, volte para a mão e continue vinte e cinco vezes. A cada vez, você verá um pouco mais à esquerda.
Feche um olho e execute cerca de dez movimentos. Feche o outro olho e faça o mesmo. Fique certo de manter a cabeça imóvel quando você fecha cada olho. Abra os olhos e faça outros cinco movimentos. Lembre-se do puxão gentil de cabelos para cima, no topo da cabeça. Depois disso, tente um movimento simples para a direita e veja se o arco que você traça está mais amplo e mais confortável.

Gire para a esquerda; olhe para a direita

Sente-se; dobre a perna direita para trás, puxe a perna esquerda para junto do corpo e gire o tronco e ombros, para a esquerda, enquanto você descansa sobre a mão direita. Levante o braço direito para a esquerda, na altura dos olhos. Olhe para a direita da mão muitas vezes. Feche primeiro um olho e depois o outro. Então faça cinco movimentos com os dois olhos abertos. Observe a qualidade do movimento de torsão, como antes. Deite-se de costas e descanse.

Movimento da cintura escapular para a direita

Sente-se; dobre a perna esquerda para trás e puxe a perna direita na direção do corpo. Gire o tronco inteiro para a direita. Primeiro descanse sobre a mão direita e depois sobre a esquerda também, enquanto elas descansam no chão, a alguma distância uma da outra. Levante a cabeça e mova a cintura escapular para a direita, de tal modo que o ombro direito se mova para trás e para a direita e o ombro esquerdo para a frente e para a direita. Assegure-se de que cada um dos ombros se move decisivamente nesta direção, um para trás e o outro para a frente, até que a pressão se distribua igualmente sobre ambas as mãos.

Quando o ombro se move para a direita, cabeça e olhos também movem-se para a direita, por hábito. Tente girar a cabeça para a esquerda, enquanto os seus ombros se movem para a direita e, para a direita, quando seus ombros se movem para a esquerda.

Observe o peito, a respiração, e continue a mover a cabeça na direção oposta à dos ombros, até que o movimento se torne agradável.

Transição dos movimentos opostos para os movimentos coordenados e vice-versa.

Continue com estes movimentos da cabeça e ombros em direções opostas mas, sem parar, mude para movimentos coordenados, nos quais a cabeça acompanha os ombros para a direita e para a esquerda. Então, sem parar, enquanto você se move, retome o movimento nas direções opostas.

Pare e tente descobrir se houve qualquer melhora na torsão e na sensação do movimento. Deite-se de costas e examine as mudanças no modo como as suas costas tocam o chão.

Movimento da cintura escapular para a esquerda

Sente-se; mova os pés para a direita e execute o exercício inteiro do lado oposto. Mova a cabeça alternativamente na mesma direção dos ombros e na direção oposta, como no exercício precedente. Lembre-se de tempos em tempos, de evitar o esforço de ser bem sucedido.

Maiores esforços não tornam a ação melhor

Se você tentar conseguir o limite de suas habilidades a cada momento, você terminará com pouco mais do que músculos doloridos e juntas tensas. Quando você se esforça por resultados, você torna impossível conseguir mesmo aquela parcela de melhora que pode ser obtida por estes exercícios, através da quebra dos padrões habituais de movimento e comportamento.

A diferenciação melhorada dos movimentos de várias partes do corpo e a relação entre elas leva à diminuição do tônus (o grau de contração causado pelos centros involuntários) e a um aumento real de controle consciente.

De tempos em tempos, você deveria sacudir-se de sua rotina e perguntar se está realmente fazendo o que pensa que está fazendo. Muitas pessoas se iludem, porque fazem um esforço e *desejam* que os ombros se movam, e aí acreditam que seus ombros estão se movendo de verdade — mesmo quando não o estão.

Assegure-se de que todo o esforço muscular seja transformado em movimento, pois o esforço que é completamente convertido em movimento melhora o corpo e a habilidade de uma pessoa. O esforço que não se transforma em movimento, mas que causa encurtamento e contração, leva não somente a uma perda de energia, mas também a uma situação na qual a perda de energia causa danos à estrutura do corpo.

Curve ou incline a cabeça de um lado para outro, com o corpo torcido para a direita e para a esquerda

Sente-se. Dobre a perna esquerda para trás e puxe a perna direita próxima ao corpo. Volte o tronco inteiro para a direita e descanse sobre a mão direita. Aumente um pouco a torsão para a direita e mude a mão direita ainda mais para a direita, de modo que a torsão cause somente um esforço mínimo. Coloque a mão esquerda sobre a cabeça e use-a para ajudar a cabeça a curvar-se para a direita e para a esquerda, de modo que a orelha direita se aproxime do ombro direito e, depois, a orelha esquerda se aproxime do ombro esquerdo. Tenha cuidado e não vire a cabeça em vez de curvá-la — o nariz deve continuar apontando para a posição frontal inicial — mesmo quando a orelha direita está se aproximando do ombro direito e quando a orelha esquerda está se aproximando do ombro esquerdo.

Então, dobre a perna direita para trás e traga a perna esquerda próxima ao corpo; vire o corpo para a esquerda e descanse sobre a mão esquerda. Repita os movimentos de inclinação da cabeça, com a mão direita sobre o alto da cabeça. Você poderá curvar mais a cabeça para a direita e para a esquerda, se você ajudar com um movimento da espinha, que se curvará para a esquerda quando a sua cabeça for para a direita e vice-versa.

Movimentos de balanço do tronco, sentado

Sente-se no chão e mova ambos os pés para a direita. Balance o tronco da direita para a esquerda, com movimentos leves que aumentam lentamente em amplitude. Deixe ambos os braços serem levados ao longo do movimento do tronco, como se fez na posição de pé, no começo da lição. Respire livremente para tornar o movimento de balanço mais fácil.

Depois de alguns movimentos de balanço, inverta os movimentos da cabeça e olhos em relação aos movimentos do tronco e do braço, cabeça e olhos mover-se-ão para a esquerda, enquanto o tronco se move para a direita e vice-versa. Sem parar o movimento, deixe a cabeça seguir o tronco novamente, e depois inverta os movimentos de novo.

Continue este movimento alternativo do tronco, até que as mudanças de um para o outro sejam suaves e simples. Execute vinte e cinco movimentos de cada espécie e então descanse.

Repita este exercício sentando-se na direção contrária, com ambas as pernas viradas para a esquerda. Descanse.

Levante-se e observe a mudança na qualidade e extensão do movimento, desde o início da lição.

Torcendo o tronco, de pé, alternando com a elevação dos calcanhares

Fique de pé. Coloque os pés separados, na abertura da pélvis e balance os braços e o tronco, da direita para a esquerda, a cabeça movendo-se com o corpo. Enquanto você se move para a direita, deixe o calcanhar esquerdo levantar do chão; quando você se move para a esquerda, deixe o calcanhar direito levantar-se. Assegure-se de que os movimentos dos braços estejam livres e continue até executar vinte ou trinta balanços, da direita para a esquerda. Quando os movimentos de cabeça se tornarem suaves e agradáveis, mude a sua direção. Continue a virar a cabeça na direção contrária à do movimento do tronco, até que este também se torne suave e fácil. Inverta a direção outra vez e mova a cabeça junto com os ombros. Tente mudar a direção sem interromper o movimento do tronco.

Ande e observe as mudanças que se operaram no modo como você se coloca ereto e nos seus movimentos de respiração.

LIÇÃO 11

TORNE-SE CONSCIENTE DAS PARTES DE QUE VOCÊ NÃO TEM CONSCIÊNCIA, COM A AJUDA DAQUELAS PARTES DE QUE VOCÊ É CONSCIENTE

Há partes em cada corpo e em cada personalidade das quais o indivíduo está plenamente consciente e com as quais está familiarizado. Por exemplo, quase todo mundo está habitualmente mais consciente dos lábios e das pontas dos dedos do que da parte de trás da cabeça ou das axilas. Uma auto-imagem completa e uniforme em relação a todas as partes do corpo — todas as sensações, sentimentos e pensamentos — é um ideal difícil de ser conseguido até agora, no estado de ignorância do Homem. Esta lição sugere técnicas para complementação da auto-imagem, comparando as sensações das partes do corpo de que uma pessoa é consciente, com aquelas das quais não tem consciência; ajuda-a a experimentar aquelas partes que permanecem fora do âmbito do uso ativo e consciente na vida normal.

Um dedo imaginário pressiona a barriga da perna

Deite-se sobre o estômago. Estire as pernas de tal modo que elas fiquem confortavelmente separadas, em simetria com a espinha. Coloque as mãos uma em cima da outra no chão, em frente à cabeça. Pouse a testa sobre a mão. Imagine que alguém está pressionando o dedo no calcanhar do seu pé direito e que sobe pela barriga da perna, do calcanhar ao joelho. A pressão deve fazer a pessoa sentir a dureza dos ossos da perna; o dedo imaginário não pode escorregar para a direita ou para a esquerda. A pessoa deve estirar pé e artelhos, enquanto o calcanhar continua a apontar para cima.

Uma bola que rola nas nádegas

Agora tente imaginar uma bola de ferro rolando pela perna, do meio do calcanhar até o joelho e vice-versa. A bola seguirá o caminho de menor resistência — o caminho escolhido pelo dedo imaginário — de modo que não desvie nem para a direita nem para a esquerda. Tente identificar na mente todos os pontos ao longo deste caminho, para assegurar-se de que a bola não salta nenhum deles.

Pense na pressão do dedo e depois na bola de ferro, até que você tenha encontrado todos os pontos de que não tem certeza. Isto não precisa de movimento. Imagine a bola enquanto ela rola do joelho na direção da coxa e do grande músculo das nádegas, o glúteo.

Ache o osso da coxa; pare no joelho e mova a bola na direção das nádegas. Quando você se aproximar das nádegas, estará menos seguro sobre a direção a seguir. Tente encontrar o caminho por onde a bola rolaria se você levantasse a perna. Continue rolando a bola, volte ao joelho, ao calcanhar e então para as nádegas, até que todos os pontos desta rota estejam claros para você.

A bola nas costas da mão esquerda

Estire o braço esquerdo para a frente, dobrado confortavelmente no cotovelo e imagine a mesma bola de ferro pesada, descansando nas costas da mão. Encontre o ponto no qual a bola não poderia ficar sem cair. Tente rolá-la na direção do cotovelo; imagine o curso exato, firme, ao longo do qual ela poderia rolar até o cotovelo e voltar novamente. Então imagine a mesma linha de movimento, com alguém correndo o dedo ao longo dela e continue fazendo isto até que ela seja inteiramente clara para você. Continue no mesmo caminho, do cotovelo até o ombro e observe claramente o curso da bola e do dedo. Aí faça-os voltar, lentamente, às costas da mão e daí até o ombro e omoplata. Aqui também a parte final da trajetória da bola não é clara — como no caso das nádegas.

Volte à perna direita

Volte à perna direita. Tente levantar ligeiramente o calcanhar e a barriga da perna e imagine os pontos de contato ao longo do caminho da bola, enquanto ela rola por cima da parte de trás da perna. Deixe a bola continuar rolando lentamente do joelho até a coxa e veja onde ela rola quando chega às nádegas.
Observe a mobilização muscular no ombro esquerdo, quando a bola rola ao longo deste caminho.

Da coxa direita ao ombro esquerdo e
vice-versa

Tente imaginar a bola enquanto ela continua rolando neste caminho — do joelho, ao longo da coxa, até à pélvis e na direção da omoplata esquerda. Encontre o ponto exato no qual a bola cruza a pélvis para chegar à cintura e, de lá, ao longo da espinha, até à omoplata esquerda.

Levante levemente a omoplata e deixe a bola rolar para trás, ao longo do mesmo curso — até à espinha, à cintura, pélvis e coxa direita. Enquanto você procede deste modo, procure o ponto no qual ela cruza as nádegas neste caminho, até o joelho e o calcanhar. Trace esta linha, clara, precisa e continuamente.

Das costas da mão esquerda ao calcanhar direito e vice-versa

Volte a bola para as costas da mão esquerda. Levante a mão levemente de modo que a bola role para baixo, até a cintura; levante a cintura um pouco mais alto, de modo que a bola role até o cotovelo e até que chegue à omoplata. Para manter a bola rolando, uma pessoa precisa organizar o corpo de modo que o ponto à frente da bola, ao longo deste percurso, esteja mais baixo que a bola ou que o ponto no qual a bola pousa, esteja levemente mais alto que o ponto da frente.

Role a bola ao longo da espinha, nádegas e coxa, até o calcanhar.

Levante levemente a perna direita e deixe a bola rolar até às nadegas e depois ao longo da espinha. Continue a mover o corpo de tal modo que a bola role até à omoplata, ombro, cotovelo, antebraço e costas da mão. Para fazer isto, o braço deve estar estirado de tal modo que permita à bola rolar ao longo de um caminho livre sem cair.

Continue levantando alternativamente braço e perna, assegurando-se de que o movimento da bola ao longo deste percurso é perfeitamente claro para você, de que a bola se move num passo regular e de que, a cada momento, você sabe onde ela está.

A bola rola por uma canaleta

Coloque a orelha esquerda sobre o chão, estire levemente o braço esquerdo no cotovelo e levante o corpo de modo que o caminho em que a bola rolará é uma canaleta, da mão ao calcanhar, e depois volte novamente.
Observe o percurso da bola e assegure-se de que você tem uma noção clara do seu percurso.

Curve o corpo

Levante o braço esquerdo e a perna direita e balance o corpo numa posição levemente curvada, sem esforço. Role a bola de lá para cá, na curva lombar, com movimentos rápidos e leves, de modo que ela role um pouco na direção da perna. Observe a bola em cada ponto e tente determinar o que você está fazendo para isto, em cada direção.
Continue rolando a bola na curva lombar. Levante o braço e a perna com movimentos leves, deixando a orelha esquerda voltada para o chão. Aumente gradualmente a extensão do movimento, de modo que a distância que a bola percorre aumenta a cada vez, até que ela faça todo o caminho, da mão ao calcanhar, com cada oscilação.
Levante-se lentamente e ande. Observe se você sente alguma coisa fora do habitual no braço esquerdo, na perna direita e ao longo do caminho da bola em geral.

Do calcanhar esquerdo à mão direita e volte

Deite-se sobre o estômago de novo. Estire as pernas separadas e estire o braço direito

acima da cabeça. Encoste a orelha direita no chão. Coloque a bola no calcanhar do pé esquerdo, role-a até o joelho e volte ao calcanhar; de novo, do calcanhar, ao longo da mesma linha, ao longo da coluna vertebral até à omoplata direita; então, da omoplata ao cotovelo e ao longo do antebraço até às costas da mão — e volte ao cotovelo.
 Observe se de início, você sente diferentemente este braço e esta perna em relação ao par inicial. Pense sobre a bola e seu caminho como você o fez antes, até que possa localizar a bola em qualquer momento até que você tenha uma idéia clara e precisa do seu percurso.

Mova a bola num movimento uniforme

 Quando o caminho da bola está realmente claro, o braço e a perna tendem a levantar-se para fazer a bola voltar do calcanhar às costas da mão. Deixe-os levantar-se com um movimento pequeno, lento e muito leve; de outra maneira, a bola desviar-se-á, naturalmente. Tente mover-se de tal modo que a bola faça o percurso num movimento uniforme. Observe que você deve ativar cada parte do corpo num momento diferente para permitir à bola continuar o movimento na direção do seu destino. Você deve dirigir a bola para o ponto que tem em mente; de outro modo, a bola "não saberá" por onde rolar.

A bola na curva lombar das costas, com movimento de balanço

 Coloque a bola na curva lombar das costas. Levante levemente o braço e a perna e balance a bola com pequenos movimentos, alternadamente na direção do braço e da perna.

Aumente gradualmente a amplitude dos movimentos de balanço, de modo que finalmente, a bola faça, com cada movimento, o percurso das costas da mão ao calcanhar.
Levante-se e ande. Observe se a sensação é diferente da última vez que você se levantou e se você pode definir as mudanças que se operaram nas costas e dentro do corpo. Você percebe diferenças? Onde?

Da nuca ao cóccix e volta

Descanse sobre o estômago. Estire pernas e braços com as mãos esticadas para a frente, acima da cabeça. Coloque o queixo (não o nariz) sobre o chão. Coloque a bola na parte de trás do pescoço, entre os ombros e a cabeça. Levante um pouco a cabeça e, gradualmente, tente mover a bola com um pequeno movimento de cabeça, para baixo, entre as omoplatas. Você terá que organizar os ombros, peito e costas de tal modo que a bola encontre um lugar conveniente para rolar. Leve-a para baixo com um movimento lento. Para fazer isto, você deve levantar o esterno de modo que a bola role para baixo, nas costas, ao longo daquela parte correspondente ao peito, até que chegue à pélvis, assegurando-se de que ela não escorrega em nenhuma outra direção.

Mova a bola na direção da cabeça. Você deve levantar as nádegas e organizar o estômago, as costas e os ombros de modo que a bola possa rolar até a nuca; a nuca deve estar mais baixa, de modo que a bola possa rolar até ela. Os joelhos permanecem no chão o tempo todo.

Role a bola até à pélvis, e então volte à nuca, executando os movimentos necessários, cada vez mais lenta e claramente.

Com as pernas levantadas

Estire as pernas e, desta vez, levante-as ligeiramente do chão; role a bola da cabeça até à pélvis e volte novamente, sem baixar as pernas.
Baixe as pernas e continue como antes. Observe a diferença entre os dois tipos de movimentos.

Com a perna direita e o braço esquerdo levantados

Volte a bola à curva lombar das costas. Levante a perna direita, o braço esquerdo e role a bola, com movimentos leves, para as costas da mão e então, pelo caminho da coluna vertebral, até o calcanhar. Aumente gradualmente a amplitude do movimento, para terminar em um nítido balanço.

Com a mão direita e a perna esquerda levantadas

Levante a mão direita e a perna esquerda e proceda como acima. Pense primeiramente no curso que a bola toma, para poder localizá-la e dirigi-la para onde você quiser.
Faça a bola retornar ao meio da pélvis, role-a na direção da nuca e volte novamente para a pélvis.

Teste a sua imaginação

Deite-se de costas, estire os braços para os lados, estire as pernas e imagine padrões de movimento para a bola que o capacitem a sentir a imagem da frente do seu corpo, com clareza igual àquela com que você sentiu as costas, depois dos exercícios precedentes.

LIÇÃO 12

PENSANDO E RESPIRANDO

Alguns métodos usados para a melhora da respiração são a chave para a melhora da personalidade. Nós mudamos nossa respiração quando hesitamos, quando ficamos interessados, espantados, com medo, dubitativos, fazemos um esforço ou tentamos fazer alguma coisa. Nossa respiração é afetada de modo diferente, desde o segurá-la de todo, até o fazê-la rápida e superficial, (o que parece uma inabilidade "para conseguir ar").

A maioria das pessoas não usa a vitalidade crescente que pode ser obtida de uma respiração regular e ampla, feita de acordo com a estrutura física e nervosa do Homem; na maior parte dos casos, nem mesmo sabem o que tal respiração significa.

Nesta lição tentaremos uma forma de respiração que você pode facilmente converter em hábito, para melhorar sua habilidade geral.

Absorver mais oxigênio significa maior vitalidade

Toda célula viva absorve oxigênio e rejeita-o novamente na forma de dióxido de carbono. Se as células do cérebro humano não receberem oxigênio por mais de dez segundos, o corpo morre ou sofre prejuízos sérios*.

Um pulmão saudável é capaz de inalar mais que cinco litros de ar, mas não pode expelir o último litro remanescente, nem mesmo com um esforço consciente. Sob condições médias, quando um indivíduo não está correndo ou fazendo qualquer esforço físico especial, não usa toda a capacidade do aparelho respiratório; a cada vez que inspira e expira, mobiliza cerca de meio litro — apenas. Como tal respiração parcial, é suficiente em estado de descanso, é fácil ver que um pequeno aumento na respiração para talvez um litro de cada vez — melhorará todos os processos de oxidação e metabolismo geral.

O desenvolvimento desejado não pode ser obtido — aumentando a velocidade do processo respiratório, pois respiração rápida não dá tempo bastante para o ar ser aquecido, antes de chegar aos pulmões. A boa maneira de melhorar a respiração é usar o aparelho respiratório, nem que seja parcialmente, porém mais do que no processo mínimo e lento usual.

Estrutura dos pulmões

Há dois pulmões, o direito e o esquerdo. O direito é muito maior que o esquerdo, mais longo e mais amplo; porque o pulmão esquerdo reparte espaço no peito com o coração e uma grande parte do estômago. A diferença de tamanho entre eles é tão grande que os brônquios têm três ramificações no lado direito e apenas duas no lado esquerdo.

Sob os pulmões está uma estrutura muscular, algo assim como uma abóbada. É o diafragma, que está unido à terceira e quarta vértebras lombares por dois feixes fibro-musculares (não há músculos nos pulmões. Os músculos com que respiramos são os músculos supe-

---

* N. da T. — O tempo mais citado na literatura situa-se entre três e cinco minutos.

riores do peito, unidos à coluna cervical, os músculos intercostais e o músculo do diafragma).

Os pulmões se parecem mais com um líquido viscoso do que com algo sólido, pois que se expandem em qualquer espaço vazio no qual estejam. Estão revestidos por uma membrana forte, ligada às paredes do peito. Os movimentos do peito fazem com que o pulmão mude de volume, quando o ar é inspirado e expirado.

O sistema respiratório

Nosso sistema respiratório é complicado. Nós respiramos de modo diferente quando dormimos, corremos, cantamos ou nadamos. A única coisa que todas as formas de respiração têm em comum é que quando nós inspiramos, o ar entra nos pulmões e, quando expiramos, ele é expelido, porque o sistema inteiro é construído de modo a aumentar o volume dos pulmões, pela inspiração, e a reduzi-lo, na expiração.

Este aumento de volume pode ser produzido por um movimento de peito, na frente, atrás e dos lados, ou por um movimento de elevação e descenso do diafragma. Em geral, somente uma parte deste sistema é usada e não a sua amplitude total. Todas as formas possíveis de respiração são usadas simultaneamente, quando a respiração deve ser mais veloz, como por exemplo, depois de uma corrida longa e rápida.

O diafragma

Quando o diafragma se contrai, sua abóbada é puxada para baixo, na direção das vértebras lombares e sua curvatura se reduz. Os lóbulos do pulmão são puxados também para baixo; seu volume aumenta e o ar é inspirado. Quando os músculos relaxam, a elasticidade dos tecidos estirados puxam o diafragma para cima novamente e o ar é expelido. Os músculos das costelas e do peito também tomam parte neste movimento, naturalmente. Quando expiramos, a curvatura do diafragma aumenta e se torna abobadada. Quando inspiramos, a curvatura é reduzida e puxada para baixo.

O peito

Quando inspiramos, o esterno se move para a frente e para cima. As costelas também fazem um movimento duplo, similar ao dele. Os músculos que causam o movimento da respiração na parte superior do peito também puxam as vértebras do pescoço para a frente. O movimento das costelas inferiores é mais efetivo em expandir os pulmões, do que o das costelas superiores, localizadas justamente abaixo da clavícula. Na parte superior do peito — onde os pulmões são estreitos e achatados e os movimentos das costelas são restritos — um esforço muscular grande, causa somente um aumento relativamente pequeno no volume dos pulmões. As costelas inferiores, por outro lado, movem-se muito mais livremente: as costelas movem-se para fora, com um esforço muscular relativamente pequeno e expandem os pulmões na sua parte mais ampla.

Coordenação do peito e do diafragma na respiração normal e na respiração paradoxal

Quando o peito se amplia para permitir-nos inspirar, o diafragma desce e achata-se e ajuda a aumentar o volume dos pulmões. Quando expiramos, o peito se contrai e o diafragma recupera sua curvatura para cima. Há também uma forma paradoxal de respirar, na qual o diafragma opera de modo oposto, e alguns indivíduos respiram sempre deste modo. Muitos animais que rugem ou mugem, usam a respiração paradoxal; isto é, aumentam o volume do abdômen quando expiram e, por este meio, produzem um som alto. No Extremo Oriente é costume cultivar a respiração paradoxal, pois se considera que isto dê melhor controle sobre os membros e uma postura mais ereta que a respiração comum.

De fato, usamos a respiração paradoxal quando temos que fazer um esforço violento e repentino, mesmo se não estivermos conscientes disto. É importante, portanto, aprender alguma coisa a respeito.

O pulmão: um órgão passivo

A expansão do peito leva os pulmões a serem aspirados para fora, pelas membranas que os revestem e o ar que entra nos pulmões, achata-os contra as paredes do peito. Quando os músculos se expandiram, o peito relaxa, começamos a expelir o ar, num processo que é auxiliado pelo peso do pulmão e pela elasticidade dos seus tecidos estruturais. Quando o ar é expelido, os pulmões recuam junto com as paredes do peito e encolhem. É também possível reduzir o volume dos pulmões ativamente, expelindo deliberadamente o ar de dentro dele.

Respiração e postura

O ar penetra através do nariz e da boca até à traquéia, brônquios e pulmões — e é expelido de novo — adequadamente, para suprir o organismo de oxigênio suficiente o tempo todo e sob todas as condições, ao longo de toda a vida de uma pessoa. Se a respiração for desorganizada internamente, não poderemos sobreviver mais que uns poucos segundos, embora possamos segurar a respiração por uns poucos minutos*. A maior parte dos músculos do sistema respiratório está ligada às vértebras lombares e cervicais e a respiração afeta portanto a estabilidade da postura e da espinha e, reciprocamente, a posição da espinha afeta a qualidade e velocidade da respiração. Portanto, boa respiração significa também boa postura, tanto quanto boa postura significa boa respiração.

---

* N. da T. — Ver nota anterior.

Respiração na área do ombro direito

Deite-se de costas. Puxe os joelhos para cima de modo que os pés fiquem pousados sobre o chão; feche os olhos e tente lembrar-se dos movimentos do pulmão e diafragma, como foram descritos. Respire lentamente, em pequenos sorvos, fazendo muitos movimentos de peito e abdômen, ao longo de todo o ciclo respiratório. Observe o peito na imaginação e veja com os olhos da mente como ele puxa o ombro direito, entre a clavícula e a omoplata, a cada vez que o ar entra nesta parte. Observe este ponto somente quando você inspira, e não leve em conta a expiração. O ar alcança este ponto partindo do meio do corpo, a meio caminho entre o esterno e o chão, onde estão os brônquios, três à direita e dois à esquerda. O peito aspira o pulmão em várias direções simultaneamente: na do ombro direito, entre a clavícula e a omoplata (na direção da orelha), na da axila; na da omoplata pousado no chão e na do esterno.

Como se leva algum tempo para visualizar todos estes detalhes, você pode realizar algumas respirações parciais, enquanto pensa a seqüência. Observe a ação de puxar dos músculos, que tomam parte no movimento.

Passagem do ar pelos brônquios superiores esquerdos

Agora imagine a passagem do ar, enquanto ele penetra pelas suas narinas e vai para a parte de trás do palato e à traquéia. Pense somente neste ponto, cada vez que você imagina, até que todas as partes lhe sejam conhecidas e familiares. Quando esta primeira parte tornar-se clara, siga o ar na sua passagem de lá para o brônquio superior direito. Agora volte às narinas, de novo sinta o ar passando pelo palato, descendo pela traquéia e indo para o espaço ao redor dela, ao ar que achata o pulmão contra as paredes do peito e que depois é forçado para cima, para baixo, na direção do chão, na direção do ombro e das axilas.

Passagem do ar pelos brônquios inferiores direitos

Agora imagine o caminho do ar penetrando pelas narinas e fluindo pelo palato até à traquéia, pelos brônquios inferiores direitos, através do qual o ar alcança a parte inferior do lobo direito do pulmão, onde este bordeja o fígado. Observe este caminho em cada respiração.

Enquanto você observa este caminho, mantenha na mente o espaço no redor do fígado e contra a bacia: para a frente, para trás, para cima, na direção das pernas e para os lados.

Os dois brônquios direitos

Agora, em cada respiração, siga o caminho do ar através das narinas, palato, traquéia e brônquios, superiores e inferiores. Imagine o lobo direito do pulmão expandindo-se. Sua parte superior move-se para cima e sua parte inferior para baixo, ao mesmo tempo, de modo que todo o lado direito é estirado e a distância entre a pélvis e a axila aumenta. Em cada respiração, pense como o ar está enchendo o espaço no topo e na base, e como o lobo direito está sendo estirado pelo diafragma. Observe se você sente alguma coisa nas vértebras lombares quando você faz isto. A terceira e a quarta vértebras lombares levantam-se do chão, quando as duas inserções do diafragma na coluna lombar puxam o pulmão para baixo.

O brônquio médio

Agora imagine o brônquio médio à direita. Tente pensar na passagem do ar em todo o percurso, desde as narinas, palato, até o centro do brônquio. O estiramento do lobo direito para cima e para baixo já o estirou, em qualquer caso, no meio. Agora, em direção a esta expansão, o lobo será alargado para a frente e para trás, isto é, torna-se mais denso em relação ao assoalho. Pense nas partes internas do pulmão e como o peito está "chupando-o" em todas as direções.

Repita o processo inteiro

Tente repetir o exercício inteiro de respiração em meios ciclos de expansão e ampliação, do começo ao fim, e note que partes você pode sentir mais claramente, e o que você não consegue sentir. Repita-o até que todo o processo seja contínuo e amplamente familiar. Pense, então, na retração do pulmão direito quando você expira. O ar move-se agora para trás, do topo do ombro, do omoplata e do peito, volta pelos brônquios e traquéia, palato, e sai pelo nariz. Quando você expira, o ar é espremido do pulmão como de uma esponja.

Partes inferiores e médias

Imagine a mesma ação nas partes inferiores e médias do pulmão direito. Observe como o pulmão recua com o diafragma e as costelas, da direção do assoalho e do esterno, e força o ar para fora. Respire lentamente, no modo habitual, identificando a entrada do ar, a expansão do lado direito, o soltar do ar e a retração do lado direito do tórax. Levante-se e observe a diferença que você pode sentir agora entre os lados direito e esquerdo.

Deixe o pulmão direito deslizar

Sente-se no chão com as pernas cruzadas. Feche os olhos, curve a cabeça para a frente, cruze os dedos das mãos e coloque-as transversalmente na parte de trás da cabeça; deixando os cotovelos soltos, descobrirá também que no ponto onde a espinha não é flexível, o pulmão não se move nem respira; o que é difícil de realizar, é difícil também de imaginar. Nesta posição sentada, pense outra vez na passagem do ar pelas narinas, palato até à traquéia; observe o estiramento do pulmão direito até o omoplata, para cima e para baixo do fígado e também pelos brônquios médios. Veja se nesta posição você pode pensar o que o pulmão sente, deslizando pelas partes de dentro, na extensão inteira do revestimento. Note em que pontos o pulmão não desliza livremente. Quando você tiver identificado estes pontos e puder imaginá-los facilmente, sua cabeça curvará para a frente, mais longe e mais facilmente.

Levante-se, ande e observe a diferença marcada que você pode sentir na respiração do lado direito e esquerdo.

Você concordará que é difícil acreditar que o pensamento sobre o movimento do ar pela traquéia e pelos brônquios, dirigiu o ar somente a pontos do pulmão direito. Talvez os músculos do lado em que você estava

217

pensando começaram a trabalhar um pouco diferentemente, depois que você praticou por uns minutos, de modo que a inspiração e expiração daquele lado também mudaram um pouco. Em qualquer caso, os músculos do lado direito do peito e do diafragma trabalharam o mesmo que os do lado esquerdo, durante cada respiração, porque é difícil aprender a mover um só lado do peito, sem deixar o outro lado segui-lo. A diferença que você sente deriva das mudanças no trabalho e organização dos músculos, produzidos pela atenção simultânea a seu trabalho e a orientação espacial das partes do corpo que você esteve observando.

Estas mudanças tomaram lugar, de fato, na parte superior do sistema nervoso, e não nos músculos, e cobrem a metade direita inteira. Você será capaz de observar, portanto, diferenças correspondentes no rosto, braço e perna direita serão sentidas como mais leves e mais compridas. Se você olhar em um espelho, verá que a sensação não é imaginária, pois o olho direito está realmente mais aberto e as rugas do lado direito do rosto, menos pronunciadas que no esquerdo.

Movimentos paralelos no lado esquerdo

Sente-se no chão, cruze as pernas e, desta vez, pense sobre o estiramento do pulmão esquerdo. A cabeça começa a levantar-se lentamente em cada respiração. Observe como o ar se espalha ao longo da espinha, com os movimentos da cabeça. Nos pontos onde a espinha está rija, onde o peito não se move e não "chupa" o pulmão suficientemente, o ar não desliza. Continue até que você possa pensar que ele desliza. Veja se consegue identificar o movimento do diafragma, puxando as vértebras lombares.

Levante-se, ande e note a diferença que você pode sentir depois de ter tornado consciente muito do processo respiratório.

Respirando com o pulmão esquerdo e a cabeça inclinada à direita

Sente-se no chão, novamente. Dobre a perna direita para trás, traga o pé esquerdo próximo a você, descanse no chão sobre a mão esquerda e incline a cabeça de modo que sua orelha direita se aproxime do ombro direito. Permaneça nesta posição e encha o pulmão esquerdo. Na sua imaginação, expanda-o para o lado esquerdo, para cima na direção do ombro, na direção da orelha e para baixo, ao mesmo tempo. Deste modo, o pulmão deslizará, enchendo o espaço inteiro do lado esquerdo do peito. Expire e imagine a deflação do pulmão no peito inteiro. Note a cabeça, que não estará mais afundada entre os ombros. A inabilidade de curvar a cabeça mais para longe, decorre da falta de flexibilidade no peito, cujos músculos ainda estão muito contraídos. A respiração é incompleta em qualquer parte do peito que não seja plenamente flexível.

Respirando com o pulmão direito

Sente-se no chão e respire como antes. Imagine o estiramento do pulmão direito e depois sua retirada das partes do peito quando você expira e a sensação de encolhimento, como se ele estivesse sendo literalmente puxado para fora. Note que quando você observa o que está acontecendo no lado direito, a cabeça e todo o tronco inclinam-se para a esquerda, quando você está sendo estirado e retornam ao centro quando expira.

Levante-se e verifique as mudanças que você pode sentir no corpo.

POSTSCRIPT

Pesquisas contemporâneas sobre o comportamento dos animais, em seu habitat natural, produziram evidências crescentes de que os elementos da estrutura social não são fabricados pelos homens, no mesmo sentido da Música e da Matemática. A estreita ligação a um lar ou território particular, lealdade ao grupo, hostilidade aos membros da vizinhança e mesmo a hierarquia fixa dentro do bando, são indicadores de que a guerra territorial, e a luta pelo poder e posição, derivam dos ancestrais do animal humano e não são invenções próprias do Homem. O impulso agressivo foi sempre o obstáculo nas tentativas do homem de se melhorar. Os poucos homens expecionais que realmente procuraram a paz e a verdadeira fraternidade alcançaram esta condição, aperfeiçoando sua consciência e não suprimindo suas paixões.

Se realmente é verdade que o instinto chega a nós por hereditariedade, tanto quanto a consciência é herdada, então será preferível aperfeiçoar nossa consciência, mais do que suprimir o animal que há em nós. A consciência é o mais alto estágio do desenvolvimento do Homem, e quando ela é completa, mantém um controle harmonioso sobre as atividades do corpo. Quando um indivíduo é forte, assim são as suas paixões, e a sua habilidade e vitalidade estão na mesma escala. É impossível suprimir estes motores básicos, sem reduzir seu potencial total. A melhora da percepção é preferível a qualquer tentativa de superar instintos básicos. Quanto maior se tornar a percepção do Homem, mais ele será capaz de satisfazer suas paixões sem infringir a supremacia da percepção. E cada ação se tornará mais humana.

Neste século, as gerações mais jovens liberaram-se das convenções de suas predecessoras nos campos da moral, da sexualidade e da estética. Somente em poucas áreas como a ciência e a fabricação de produtos materiais, estas gerações continuam nas pegadas da geração passada, sem violentar seus próprios sentimentos. Nestes dois campos, elas tentam a rota estabelecida; em todos os outros aspectos da vida, eles estão ou em rebelião aberta ou em simples confusão.

O aumento da percepção ajuda-los-á a encontrar um caminho livre da confusão e liberar suas energias para o trabalho criativo.

leia também

BIOENERGÉTICA
Alexander Lowen

A Bioenergética é uma técnica terapêutica que ajuda o indivíduo a reencontrar-se com o seu corpo e a tirar o mais alto grau de proveito possível da vida que há nele. Inclui as mais elementares funções básicas como a respiração, o movimento, o sentimento e a auto-expressão, até chegar à sexualidade.

REF. 10141　　　　　　　　　　　　　　ISBN 85-323-0141-X

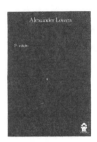

O CORPO EM DEPRESSÃO
AS BASES BIOLÓGICAS DA FÉ E DA REALIDADE
Alexander Lowen

Muitas vezes procuramos explicações para nossos problemas, esquecendo que o contato com o nosso corpo nos fundamenta e é um elo essencial com nós mesmos. A Bioenergética nos ajuda a restabelecer nosso equilíbrio interior, pois suas bases biológicas e seus exercícios possibilitam a integração do indivíduo.

REF. 10154　　　　　　　　　　　　　　ISBN 85-323-0154-1

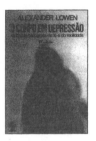

DESCOBRINDO CRIANÇAS
A ABORDAGEM GESTÁLTICA COM CRIANÇAS E ADOLESCENTES
Violet Oaklander

As crianças falam de si mesmas a partir de sua experiência. A autora desenvolve um sério estudo sobre o crescimento infantil com métodos originais e flexíveis. Um livro para todos que trabalham com crianças e buscam uma nova visão para entender e abordar o mundo infantil numa relação de afeto e respeito.

REF. 10112　　　　　　　　　　　　　　ISBN 85-323-0112-6

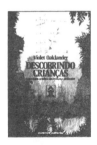

UMA VIDA PARA O CORPO
AUTOBIOGRAFIA DE ALEXANDER LOWEN
Alexander Lowen

Neste livro, o pai da bioenergética faz um relato emocionante da própria vida e mostra como essa forma de psicoterapia – que integra magistralmente mente e corpo – ajuda-nos a resolver problemas emocionais e atingir o máximo potencial para construir relacionamentos saudáveis. A obra é um presente para os admiradores de Lowen e uma introdução deliciosa para os que não o conhecem.

REF. 10699　　　　　　　　　　　　　ISBN 978-85-323-0699-9

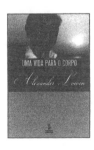

www.gruposummus.com.br